PSYCHOLOGY

心理学入门 4

趣味盎然的沙盘游戏

李娟娟 著

中国法制出版社
CHINA LEGAL PUBLISHING HOUSE

前言 PREFACE

沙盘游戏是一种充满趣味性的心理探索与治疗工具。在一块小小的沙盘内，人们挖出河流、海洋，堆出沙滩、山丘，摆上桥梁、房子、车子、人物、动物、植物，就创造出了一个童话般的世界。这个世界是建造者在不受约束、没有压力的情况下自由自在地创建的，因此它成了建造者内心世界的真实投影，甚至可以暴露出作者的潜意识活动。

为什么要在海面上放一艘扬帆远航的船?

为什么要在房子前面摆一道栅栏?

为什么要放上蛇、蜘蛛、蜈蚣这些令人恐惧的动物?

人物之间的距离为什么这么远?

人物的双腿为何会陷进沙子里?

为什么会出现战争场面?

躺在担架上的伤兵又代表谁?

沙盘世界里的每个细节都存在微妙的象征意义，结合建造者自己的讲解和其他信息，受过专业训练的心理治疗师可以借此洞察建造者的内心世界，找到其心理困扰的根源所在，帮助他走出困境，重拾生活的美好。摆沙盘的过程本身就是一个自我发现、压力释放的过程，不管是成年人还是儿童，都可以通过“玩沙子”来缓解内心的冲突，抚平心理创伤。

正因如此，沙盘游戏才受到越来越多人的欢迎。

您想了解沙盘游戏的原理吗？您想通过沙盘游戏自我疗愈吗？您希望像专业人士一样读懂沙盘世界的象征意义，揭开潜意识的神秘面纱吗？这本书或许能给您提供一定的帮助。本书结合生动的案例，对沙盘游戏的来龙去脉、各种沙具的象征意义、个体沙盘、团体沙盘、儿童沙盘以及与沙盘游戏有异曲同工之妙的绘画心理测试进行了浅显易懂、条理清晰的解读。翻开本书，让我们一起走进神奇的沙盘世界吧。

目录

CONTENTS

第六章

共同创造一个世界——团体沙盘……125

第七章

用沙子抚平创伤——沙盘游戏治疗……153

第八章

沙盘游戏的姊妹篇——绘画心理学……169

第一章

来玩沙盘游戏吧
——走进沙盘游戏

❖ 在游戏中疗愈自己

小玉是一名 30 多岁的女性，并且有离婚的经历。她为了走出童年的阴影，决定接受心理咨询。她主动告诉咨询师，在幼年时自己曾经受过严重的身体虐待。咨询师让小玉接受了许多不同的治疗方式，如催眠治疗和认知干预等，虽然有效地缓解了小玉的心理问题，但是并没有完全解决问题。后来咨询师建议小玉采用一些游戏治疗的方式，如沙盘治疗等。小玉觉得挺不错的，就同意了。

当咨询师把小玉带到沙盘游戏室后，首先让小玉用手感受沙子，然后把小玉引导到沙盘工具的摆放架前，还没等咨询师说话，小玉的脸色就变了，她好像看见了某种让她十分恐惧的东西一样，连连后退，甚至出现了发抖的现象。虽然咨询师不知道小玉为什么会出现这种反常的状态，但是咨询师明白：以小玉目前的这种状态而言，已经不适合继续进行治疗了，于是这次沙盘游戏治疗只好匆匆结束。

在下一次的心理咨询中，小玉主动向咨询师讲述了一段童年的创伤经历。小玉说，童年时期的她十分任性调皮，由于她的父母工作比较忙，所以她被交给爷爷照顾。可是小玉的爷爷并不是一个非常有耐心的老人，所以任性的小玉总会轻易惹怒爷爷并且受到十分严厉的惩罚。有一次，小玉因为没有听爷爷的话，就被爷爷惩罚性地关进一个有好多小鸟的大笼子中。

对于小玉这个外来的“入侵者”，本来怡然自得的小鸟们仿佛受到了惊吓，开始不断地拍动翅膀，并且用爪子攻击小玉，甚至还有小鸟用嘴啄小玉。面对这种状况，小玉自然十分恐惧，她央求爷爷放自己出去。但是爷爷为了能让小玉充分认识到错误，对她的请求置若罔闻。于是小玉只能蜷缩在笼子的角落中，等待惩罚的结束。从此以后，小玉就开始害怕小鸟。

知道了小玉的病根所在，咨询师对症下药，对小玉进行治疗。咨询师采用了各种治疗方式，如系统脱敏疗法等，但是一直没有取得良好的治疗效果。所以咨询师再次建议小玉采用沙盘治疗的方式，因为这样小玉可以与小鸟模型进行直接接触。

虽然小玉并不情愿，但是为了能从恐惧的阴影中走出来，小玉决定尽力一试。这一次，当小玉看见沙盘室内的小鸟模型时，依然害怕得瑟瑟发抖。但是咨询师鼓励她不要选择离开的方式逃避，而是静静地让恐惧的情绪慢慢平复。过了一会儿，当小玉的恐惧情绪不再那么强烈了，咨询师开始鼓励小玉用手接触小鸟模型，并把模型放到沙盘之中。面对咨询师的这一引导，小玉起初是拒绝的：“不，我不能碰它，就连看一眼都会让我害怕。”但是咨询师继续鼓励道：“如果你想摆脱来自童年的阴影，并且让它不再影响你的生活，你就必须鼓起勇气。”

在咨询师的鼓励下，小玉终于勇敢地拿起小鸟模型，并把它放到沙盘中自认为合适的位置上。这一次，小玉意识到，她之所以会对鸟产生恐惧的情绪，完全是因为她在潜意识中把小鸟与爷爷对自己的惩罚联系在一起了，但事实上鸟并不可怕，它不会对小玉造成她想象中的伤害。

所谓沙盘游戏，是指咨询师为来访者提供沙子和玩具，来访者自主地在沙盘所限定的范围内进行创作，从而形成一些场景。沙盘游戏是一种非言语的治疗方式，可以把来访者的内心世界体现出来。

沙盘游戏属于心理治疗中游戏疗法的一种。在沙盘游戏中，来访者对咨询师的信任十分重要。通常情况下，沙子和玩具都能让人放松下来，并且放下心理戒备，投入沙盘世界的建立中。但是，如果来访者对咨询师不信任的话，那么在沙盘世界的建立过程中，来访者会十分拘谨，从而影响沙盘游戏的治疗效果。

所以，沙盘游戏疗法通常是与心理咨询相辅相成的，需要心理咨询师与来访者建立了良好的咨询关系之后再采用，否则起不到良好的治疗作用。例如，如果来访者出现了“除我之外，要是没有人在沙盘室内就好了”之类的想法，意味着来访者并不信任咨询师。

要注意的是，在整个沙盘游戏的过程中，咨询师所扮演的角色只能是观察者，观察来访者在进行沙盘游戏时所出现的言语、行为以及种种非言语行为等，但是不能进行干预和指导。总而言之，咨询师必须让来访者感受到自己对来访者的关爱、尊重与接纳的态度。

对于儿童以及幼小的哺乳动物而言，游戏在他们早期的生命经历中十分重要，是不可或缺的。他们不仅可以从游戏中体验到嬉戏的美好感受，而且可以在游戏中学会一些生存的技巧，如当幼狮学会走路之后，母狮通常会丢给幼狮们一些半死不活的猎物，让它们学习捕捉猎物，这个学习的过程实际上也是一个嬉戏玩耍的过程。儿童还可以学到人际交往的技巧，因为当一群孩子玩游戏的时候，实际上会形成一种微妙的人际关系。

虽然每个成年人都是从儿童成长而来，但是在社会化的过程中，很多成年人早已丧失了理解儿童世界的能力。所以游戏就成了成年人了解儿童的一项重要工具，因此游戏疗法最早被应用在儿童的心理治疗中。

作为游戏疗法中的一种，沙盘游戏疗法的出现也是从儿童游戏中获得灵感的。英国作家赫伯特·威尔斯曾经写过一本名叫《沙盘游戏疗法的起源：地板游戏》的书，在这本书中，威尔斯描述了自己与两个儿子进行游戏的场景，并且表示希望父母能抽出时间与孩子一起玩游戏。

威尔斯的书被著名儿童心理学家劳恩菲尔德看到了，后者开始思考如何把地板游戏应用到儿童心理治疗中。于是，沙盘游戏疗法的雏形就出现了。劳恩菲尔德把地板游戏缩小到一个特定的箱子内，同时他收集了许多玩具，让前来进行心理治疗的儿童自由地在箱子内玩耍，从而表达自己的内心世界。

沙盘游戏疗法不仅仅被应用到儿童的心理治疗中，而且适用于各个年龄阶段人群的心理治疗。因为沙盘游戏是一种自然的交流方式，可以帮助来访者自由地表达自己的情感以及内心世界，甚至可以起到唤起其早年记忆的作用。

在沙盘游戏中，虽然来访者只能在沙盘这个限定的范围内进行创作，但是沙盘是一个包含了许多事物的空间，在这个方寸之地上，有沙地、有海洋、有天空，等等。通常情况下，沙盘的底盘是天蓝色的，方便来访者建立海洋、湖泊、河流等自然物。在进行沙盘世界的创建之前，咨询师会引导来访者触摸沙子，静静地感受沙子，从而让来访者体验到与大自然之间的亲密接触。

在进行沙盘世界创建的时候，来访者拥有绝对的自主权，他们想怎么摆或想摆什么物件都可以，甚至可以不摆物件，只用沙子创建一些事物。

❖ 充满趣味的沙盘游戏

小路是一个12周岁的男孩，来自一个三口之家，他一直与自己的父母生活在一起，并且家中从未有其他成员加入。小路对于心理咨询十分抵触，表示咨询室就好像一个审讯室一样。小路之所以会接受心理咨询，是因为他有一定的学习障碍。小路的父母表示，小路主要的问题是上课时注意力不集中，经常因为粗心犯错误。通常情况下，他人需要花费十分钟完成的作业，他往往需要花费至少15分钟到20分钟才能完成，而且总是伴随着一些小动作。小路的父母还表示，小路是一个对生活和学习十分懒散的人，能偷懒就偷懒，缺乏意志力。但是小路的性格十分外向活泼，有什么说什么，即使别人批评他，他也不会放在心上。虽然小路因为学习成绩不理想产生了一定的心理压力，但是他外向的性格可以很好地释放这种心理压力。

小路被父母“押”到心理咨询中心，在整个咨询过程中，小路都表现得过于拘谨，与平时的外向表现完全不同，在回答心理咨询师问题的时候也是问一句答一句，就好像挤牙膏一样。

第一次的心理咨询就这样匆匆结束了，小路的父母告诉心理咨询师，小路并不愿意接受治疗，因为他的自我感觉很不错，认为自己不用接受治疗。心理咨询师为了让小路尽快打开心扉，决定在第二次咨询的时候，采用沙盘游戏疗法。

沙盘游戏疗法具有十分神奇的强大吸引力，当小路看见治疗室内那一排排沙盘游戏模型的时候，惊奇地睁大了眼睛。看得出来，小路对这些玩具十分好奇且有着浓厚的兴趣。接着，咨询师把小路引导至沙盘前，指导小路用手轻轻地抚摸沙子并且感受沙子的时候，小路一下子就放松下来。等小路完全感受过沙子之后，咨询师告诉小路，他可以随意挑选室内的任何一个模型在沙盘中使用。听到咨询师的话，小路显得十分兴奋，开始主动往沙盘上摆放各种玩具。

有人说，世界上存在三大未解之谜，即物质起源之谜、生命起源之谜和意识起源之谜。拥有意识决定了人类的独一无二，但是对于心理学家来说，意识的研究却十分困难。

如果能把人类的意识物质化，那么在研究心理现象的时候会变得容易起来。因此，有不少研究者把视线集中在大脑上，认为大脑是人类产生意识的物质基础。例如，当一个人产生恐惧的情绪时，有的神经科学家会说："你之所以会产生恐惧的情绪，完全是因为你大脑中央杏仁核电化学活动增加的结果。"当一个人的大脑死亡（具体是指没有任何脑活动现象、不能对任何刺激做出反应的状态），那么这个人就不再具有意识，也就不会产生任何心理活动了。

作为心理治疗的一种辅助手段，沙盘游戏就是将人的心理活动物质化的过程。在沙盘游戏中，来访者会在这个小小的方寸之地创造出一个世界，这个世界就是他心灵的体现。一个人的心理活动是不可捉摸的，但是来访者在沙盘上所创造的世界是看得见、摸得着的。这样一来，来访者的心理活动就变得具体化和物质化了。

在大多数人的记忆中，都有过玩沙子的经历。当人们面对沙滩和水的时候，通常会放下平常的戒备与包袱，被水和沙子深深吸引，并且自发地进行游戏。在心理咨询过程中，来访者或许会对咨询师充满戒备，却会主动地玩沙子，因为在大多数人的心中，沙子能给人带来轻松愉快的体验。

在长时间的进化中，人类学会了直立行走，双手被解放出来，变得更加灵活，可以从事一些精细的活动。在沙盘游戏中，人们的双手起到了重要的作用，它们不仅可以感受沙子，还可以通过摆放模型进行无意识的自我表达。

❖ 沙盘游戏的前世今生

瑞士的精神分析学家卡尔夫正式将沙盘游戏技术发展为沙盘游戏疗法。卡尔夫的父亲是一名纺织品商人，同时兼任瑞士国民议会的议员。卡尔夫的父亲对宗教非常有兴趣，经常举办并参加一些舞会和音乐会。卡尔夫的母亲拥有很高的艺术修养。卡尔夫从小身体状况就不好，他得到了十分细致的照料，因为她所在的中产阶级家庭具有这样的条件。

卡尔夫在 29 岁时与一名荷兰银行家结婚，由于优越的物质条件，卡尔夫和丈夫的生活过得十分舒适，夫妻二人经常参加各种社会活动。但是卡尔夫的优越生活被第二次世界大战打乱了，德军霸占了卡尔夫的家，为了逃避战火，卡尔夫带着孩子回到瑞士，但是她的丈夫并未同行，距离最终造成了卡尔夫婚姻的破裂。

卡尔夫之所以会从事儿童心理治疗是因为她的儿子彼得，彼得的身体不好，所以卡尔夫把家搬到了一个环境良好的地方。彼得是一个外向的孩子，有许多孩子愿意和彼得玩耍，并且经常到彼得家中来，所以孩子们与卡尔夫的关系也非常好。

有一次，一个孩子的母亲找上门来，这个母亲是著名心理学家荣格的女儿鲍曼。鲍曼之所以会找到卡尔夫，是因为她发现自己的孩子每次从卡尔夫家中回来都会变得十分快乐与轻松。鲍曼认为卡尔夫的这种能力可以用来研究儿童心理学，并且表示愿意把卡尔夫介绍给父亲荣格。

很快，在鲍曼的安排下，卡尔夫与荣格见面了。见到卡尔夫后，荣格对她说："我的直觉告诉我，你可以成为一名优秀的儿童治疗家。"荣格鼓励卡尔夫研究儿童心理学，但是这对卡尔夫来说是一个不小的挑战。因为那个时候有关儿童的精神分析理论非常少，就连荣格自己也没有把研究的重点放在儿童心理上，而是痴迷于对梦的研究。

当时，劳恩菲尔德在伦敦开了一家儿童诊所，目的是帮助患有神经质和各种心理问题的儿童。劳恩菲尔德为了能了解儿童的内心世界以及吸引儿童的注意力，决定采用游戏的治疗方式，他开始收集各种玩具，并且把玩具放进一个有沙子的箱子内，让儿童在箱子内自由地玩耍，并将其称为“世界技法”。

劳恩菲尔德之所以十分关注儿童的心理健康，是因为她认为自己的童年过得很悲惨。劳恩菲尔德童年时期的健康状况十分糟糕，大部分时间都在病床上度过，很少与同龄人一起玩耍。

虽然劳恩菲尔德的父亲是波兰人，但是她并不会说波兰语。幼年时期，劳恩菲尔德在波兰养病，语言不通让年幼的劳恩菲尔德感到更加孤独。但这促使劳恩菲尔德探索一些非言语的交流方式，她从自己的经历中得出结论，语言只是一种作用十分有限的交流工具，不能充分表达一个人的内心世界。

同时，让劳恩菲尔德倍感压力的还有她优秀的姐姐，劳恩菲尔德的命运与著名心理学家阿德勒十分相似，阿德勒有一个不论在学习成绩还是在人际交往以及身体状况上都十分优秀的哥哥。劳恩菲尔德早期的选择与阿德勒一样，都选择了医学作为自己的职业。但是不幸的是，劳恩菲尔德当时面临着巨大的就业压力，在劳恩菲尔德找工作的时候，第一次世界大战已经接近尾声，当时有大批医生从战场上回来，英国的医生职位都被这些战地医生抢走了。身为一名女性医生，劳恩菲尔德很难找到一份条件优越的工作，所以她干脆把大量时间和精力投入有关儿童心理的研究。

卡尔夫在听完劳恩菲尔德的报告后，开始研究世界技法，并且把这种治疗方式与荣格所提出的理论结合在一起，形成了一种新的理论观点以及儿童心理治疗方式，这就是沙盘游戏疗法。卡尔夫认为沙盘游戏可以使儿童的内心世界得以物质化和视觉化，同时外在的玩具可以反映出来访者的无意识。

卡尔夫的沙盘游戏疗法在儿童治疗中取得了十分不错的效果，很多父母慕名而来让自己的孩子参加沙盘游戏。有不少父母发现孩子的神奇改变之后，就开始自己尝试一番，结果发现这种疗法同样适用于成年人，可以改变成人对生活的态度。从此之后，沙盘游戏开始应用于成人的心理治疗。

在沙盘游戏治疗中，劳恩菲尔德和卡尔夫都发现了移情的问题。例如，儿童可能会通过某个模型来表达自己对治疗师的感情等。当然，这属于比较积极的移情。有的来访者则会采用破坏模型以及批评治疗师所收集的模型来表现移情的问题，这属于比较消极的移情。

劳恩菲尔德认为，移情会对心理治疗产生干扰，于是她在进行治疗的过程中努力使儿童的移情转向玩具和沙箱，而不是治疗师。卡尔夫对待移情的问题与劳恩菲尔德的态度十分相似，她同样希望儿童移情的对象是沙盘而不是治疗师，但她所采用的方式是让儿童与多个不同的治疗师接触并进行沙盘创建。

❖ 荣格的分析心理学

卡尔夫所开创的沙盘游戏疗法主要建立在劳恩菲尔德的世界技法理念和荣格的分析心理学理论基础之上。荣格的分析心理学涉及范围十分广泛，这与他的人生经历是分不开的。

1875 年，荣格出生在瑞士的凯斯维尔，家庭成员中有许多人都担任神职，包括他的父亲也是一位虔诚的牧师。荣格父母之间的感情并不好，荣格还有两个哥哥，但是他从未与哥哥见过面，因为他的两个哥哥在他出生之前就不幸夭折了。荣格从小就显得特立独行，总是独自一人玩耍，常常以一些幻想的游戏进行自娱自乐。

荣格在 10 岁的时候，曾经把自己的木尺子雕刻成了一个小人。荣格在进行雕刻的时候并没有什么特别的想法，只是自然而然地做一件事情。等荣格雕刻完小人之后，就把它放进了自己的铅笔盒中。后来，荣格又为小人做了一件大衣和一张小床。

这件事情在荣格的记忆中十分重要，后来他在自己的回忆录中专门提到此事："当我面临十分艰难的境地时，我都会自然而然地想起自己精心雕刻的那个小人。"雕刻小人的过程实际上就是一种游戏，当荣格与外部世界无法顺利地融合在一起或是外部世界出现崩溃的时候，这个小人就会帮助荣格重新建立内心的秩序。

等荣格到了入学的年龄后，荣格的父亲就开始教他拉丁语。在学校里，荣格学会了如何与同学相处，同时开始领略到团体生活的另一面。对于这段经历，荣格在回忆录中提到，那个时候的自己有两个人格，即一号人格和二号人格。其中一号人格表现在日常生活中，这个时候的荣格与普通的小朋友一样，会认真读书；二号人格表现得像成年人一样，无法对周围的人产生信任，并且会主动远离人群。

12 岁时的荣格受到了一次严重的伤害，他被一名男孩推倒，并且陷入了昏迷。虽然荣格很快清醒过来，但是在此后的数月内荣格都会不自觉地、经常性陷入昏迷。荣格的父母带着他四处求医，但是没有什么显著的效果。后来，荣格凭借自己的意志力战胜了这种怪异的疾病。对于这段经历，荣格在回忆录中认为这是一次"神经官能症"。这个时候，荣格认为一号人格已经发展成为自己的主要人格，而二号人格则开始慢慢退出。与此同时，荣格对西方哲学史产生了兴趣，他开始阅读叔本华的著作。

荣格对自然科学和人文科学都十分有兴趣，甚至一度想成为一名考古学家。后来荣格进入巴塞尔大学学习医学，在校期间还发表了有关神学和心理学的演讲。

1900 年，荣格获得了苏黎世的伯戈尔茨利精神病院助理医师的执照，并且在布雷勒的引导下，开始接触弗洛伊德的精神分析学说。荣格对弗洛伊德的精神分析学说十分感兴趣，他花费了大量的时间和精力进行研究，随后开始把自己的一些论文寄给弗洛伊德。弗洛伊德看了荣格的文章后，对这个比自己小将近 20 岁的年轻人十分欣赏，并且邀请荣格到维也纳做客。

很快，荣格与弗洛伊德见面了，两人一见如故，交谈了很久。此后，荣格与弗洛伊德不论是私人关系还是事业上的合作一直十分密切。弗洛伊德非常欣赏荣格，在国际精神分析协会正式成立的时候，弗洛伊德再三坚持让荣格担任学会的第一任主席。在此期间，弗洛伊德曾经在一封写给荣格的信件中亲切地称荣格为他的“长子”，是精神分析王国的“王储”。

但是好景不长，弗洛伊德与荣格之间的关系很快出现了裂痕。这种裂痕既出现在他们在心理学研究方向的差异上，也出现在私人关系中。荣格所发表的论文阐述了他与弗洛伊德在心理学研究方面的分歧。在私人关系上，一方面荣格无法接受弗洛伊德那如父亲般的权威，毕竟荣格在与弗洛伊德见面时已经 30 多岁了，有属于自己的看法与见解，不喜欢对他人一味地服从。另一方面荣格意外地发现弗洛伊德陷入了一种不正常的三角关系之中，即弗洛伊德与妻子和妻子妹妹之间的三角感情关系。

后来荣格出版了《转化的象征》一书，这标志着他与弗洛伊德私人关系的完全破裂，荣格本人也因此脱离了国际精神分析协会。此后，荣格在美国大学做演讲的时候，公开反对弗洛伊德的性本能学说。同年，荣格与弗洛伊德在慕尼黑见面，商讨有关心理分析的问题，让人不解的是，讨论期间弗洛伊德出现了突然昏倒的情况。

在与弗洛伊德决裂之后，荣格的人生就好像走进了死胡同一样，同事和朋友都背叛了他，而且荣格所提出的新学说也受到了严厉的批评。荣格本人因为这一连串的打击而变得消沉起来，甚至还出现了精神问题。不久之后，荣格开始了旅行，同时专门研究自己的潜意识。

荣格的分析心理学涉及心理学、人类学、文学、宗教和艺术等许多方面。其中对沙盘游戏疗法的影响主要体现在以下三种理论中，即原型理论、个性化理论以及心理动力学理论。

“原型”这个术语并非荣格创立的，在荣格之前就有许多哲学家使用过，如著名的哲学家柏拉图。柏拉图认为原型即形式，在物质世界之外还存在着一个非物质的观念世界。例如，在我们对某种事物进行判断的时候，实际上心中已经有了一个完美的原型，而这个完美的原型只能存在于非物质的观念世界。也就是说，原型是绝对完美的存在，物质世界的任何事物都不能与之相比较，而这个原型就好像模型一样，是完美的标准。

荣格认为原型存在于人们的集体潜意识之中，也就是说，原型不会被我们所感知到，但是它的确存在，并且影响着我们的心理。潜意识的概念是弗洛伊德提出的，主要是指在个体的人生经历之中，有些记忆是曾经被意识到的，但是由于种种原因被遗忘、忽视或压抑了，所以进入潜意识之中，从意识的领域中销声匿迹。也就是说，潜意识与个体的人生经验密切相关。集体潜意识却不是这样，它不是经过后天的习得获得的，而是通过遗传获得的，也就是说，从我们出生的那一刻起就已经获得了。

例如，每个婴儿都会出现紧握拳头的现象，当成人往婴儿的手中放进一个东西时，婴儿就会条件反射地紧握。这是一种远古遗留下来的本能，尽管这种本能对于现在的人类没有太大作用，但是依然会代代相传。这一点可以从猩猩的身上观察到，母猩猩在抚育小猩猩的时候需要自己去寻找食物，而在寻找食物的时候，母猩猩要在丛林之中不断攀爬。这个时候母猩猩无暇顾及小猩猩，小猩猩就必须学会紧紧抓住母亲，以防止掉落或与母亲分离。对于一个幼崽而言，一旦离开母亲就意味着死亡。

在沙盘游戏中，原型可以通过象征来进行表现，而治疗师可以通过对象征的分析和解释使来访者更好地认识原型，从而使集体潜意识的内容得以呈现出来。

荣格认为原型的表现形式有许多种，其中有四种原型会对人们的心理产生深刻的影响，即阴影、人格面具、阿尼玛和阿尼姆斯。阴影的原型表现在沙盘游戏中，就是来访者会选择一些邪恶的动物或人物形象，所呈现出的整个沙盘给人一种比较恐怖的感觉。

人格面具是指我们经常展现在众人面前的一种人格。在社会化的过程中，每个人渐渐知道哪种人格表现会受到大家的欢迎和认可，于是不断地以这种面貌出现，然后就会形成人格面具，但是这种人格面具往往并不是我们自己真正的人格。有的时候，人格面具会与我们所具有的真实人格产生冲突，这种不协调会滋生许多心理问题，而沙盘游戏则是让来访者展现自己真正人格的一种疗法。

阿尼玛是指一名男性心理中女性成分的原型意象。荣格认为每个人与生俱来便具备一些异性的气质，如果想要让一个人的心理变得健康，就必须让这两种气质处于一种和谐平衡的状态。但是在现实生活中，阿尼玛使人处于一种不平衡的状态。要么是一个男人表现得十分具有男子气概，使阿尼玛永远压抑在潜意识中，从而使潜意识变得过于女性化；要么就是一个男人把阿尼玛发挥到最大程度，具体表现就是男人变得娘娘腔，有的男人甚至会表现出异装癖以及富有女子气的同性恋。沙盘游戏会把男性心理中的女性成分表现出来，从而达到一种平衡。

阿尼姆斯则是与阿尼玛相对应的概念，即女性心理中男性成分的原型意象。

个性化理论主要用来表示一个心理过程，经历过这个个性化的心理过程，每个人都会变得不可分割，成为一个独立的统一整体。也就是说，个性化主要包含两个方面，即独特的个体和心理的统一性。

在沙盘游戏中，来访者会在治疗师的引导下通过沙盘这种既自由又有一定规则的游戏方式，在无意识中把自己的内心世界进行三维立体化，从而使个性化过程受到激发。

动力学理论主要围绕着心理能量展开，所谓心理能量就是指人类全部心理活动的推动力，与弗洛伊德所提出的力比多概念相似。而沙盘游戏疗法可以帮助来访者进行心理能量的再生。这个再生的过程实际上是一种平衡，因为在沙盘游戏中，来访者会无意识地通过摆放沙具来表现出曾经被压抑的心理活动，从而使被压抑的心理能量得到释放。

荣格所提出的心理能量与物理学中的能量有相似之处，即能量不会消失，只会不断地转化。心理能量的转化会带来积极的影响，也会带来消极的影响。在进行沙盘游戏治疗的时候，治疗师需要根据来访者对沙具的不同选择来发现来访者内心能量的转化，也就是心理变化。在后期的分析中，治疗师可以扮演引导者的角色引导来访者心理能量的流向，使其朝着积极的方向流动，最终达到一种平衡和谐的状态。

治疗师在进行引导的时候，一定要以来访者为主。例如，来访者在沙盘建设中挑选了蛇这种沙具。一方面治疗师需要知道蛇在集体潜意识中所代表的象征意义；另一方面治疗师也应该根据整体沙盘的摆设来看待这条蛇，不能孤立地进行诠释。在进行解释的时候，治疗师应该尊重来访者的意见，让来访者自己表达对这条蛇的看法。当治疗师试着从积极的方面引导来访者的时候，也应该考虑来访者是否接纳。

❖ 沙盘镜子与投射理论

沙盘游戏的目的实际上是为了投射出来访者的内心世界，可以帮助来访者自己和治疗师更好、更直接地了解来访者的内心世界，找到症结所在，从而摆脱心理问题的折磨。

投射现象在日常生活中十分常见，因为每个人的知觉都会受到心理因素的影响。例如，当我们抬头看天上的云彩时，可以从云彩的不同形状中看出不同的物体，而这个物体则有可能代表着观察者所具有的某方面人格特征。在人际交往中，我们通常也会不自觉地把自己的心理特征归结到别人的身上，认为别人和自己具有相同的特征。例如，一个喜欢欺骗别人的人总认为这个世界充满了欺骗。因此，投射现象可以帮助我们了解一个人内心的真正看法以及所具有的心理特征。

苏轼与佛印是非常要好的朋友，两人经常会讨论一些佛学内容，有时候甚至会出现一些争论，于是苏轼总是想与佛印一较高下。有一次，苏轼和佛印见面了，苏轼开玩笑道："在我看来你就是一坨狗屎。"对于苏轼这种具有语言攻击性的玩笑，佛印并没有给予回击："在我看来你就是一尊金佛。"对于佛印的恭维，苏轼自然很高兴，并且觉得自己终于可以赢佛印一回。于是苏轼高兴地回到家中，并且随口向妹妹炫耀。

但是苏轼的妹妹说："不，哥哥你输了。因为佛家有一种说法叫：'佛心自现。'意思是说，你看到别人是什么就说明你心中有什么。你看佛印是一坨狗屎，说明你心中有狗屎。而佛印看你是一尊金佛，则说明他心中有佛。"

在弗洛伊德看来，投射现象实际上是一种心理防御机制。弗洛伊德认为人的心理由三部分组成，即本我、自我和超我。其中本我与原始欲望和本能联系十分密切，通常没有好坏之分，主要遵循快乐的原则。自我介于本我和超我之间，存在是为了平衡超我和本我之间的矛盾，从而做出抉择，并且为自己的行为和选择贴上合理化的标签。而超我则是人们在后天的规范、理想、道德等外部因素综合形成的。

如果自我无法调和本我和超我之间的矛盾，人们就会出现心理问题，就会感觉到痛苦和焦虑。心理防御机制的主要作用就是保护心理免受痛苦的侵害，使自我在不知不觉之中平衡本我和超我之间的矛盾。这种自我的心理防御机制有许多种不同的表现形式，而投射就是其中一种。因此，想要了解到来访者内心焦虑和痛苦的根源并且解决心理问题，也可以采用一些投射技术，如弗洛伊德所提出的自由联想和荣格所提出的词语联想。

自由联想是让来访者在非常轻松的状态下自由地说话，想说什么就说什么，治疗师不能无故打断，即使来访者的话毫无逻辑和主题也无所谓。而治疗师的任务是对整个自由联想的过程进行记录。随后，治疗师需要对这段记录进行分析，找到病症的根源所在。因为来访者在进行自由联想时十分轻松和自由，所以有关潜意识的东西可以得以表现。

词语联想则是让治疗师给来访者提供一组词语，然后让来访者写下听到每个词语时所产生的联想，从而使来访者表达出潜意识里的一些东西。

除此之外，图画投射也十分著名，其中广为人知的是罗夏墨迹测验。有关罗夏墨迹测验有一个故事，讲的是一名心理治疗师在给一名病人进行罗夏墨迹测验。当治疗师给病人呈现第一张图片的时候，治疗师问道："你从这张图片中看到了什么？或是这张图片使你想到了什么？"病人回答道："性。"接着治疗师拿起第二张图片，问了相同的问题，并得到了相同的答案。当问到第五张图片的时候，治疗师依然得到了相同的答案。于是治疗师就对病人说："看来你的大脑已经被性占据了。"对于治疗师的这一评论，病人很不服气："怎么可能？是医生你呈现了这些肮脏的图片。"

在罗夏墨迹测验中，治疗师会给来访者呈现一系列墨迹图片，然后让来访者对这些墨迹图片进行解释。在这个过程中，由于来访者的注意力都在墨迹图片上，所以其心理防御处于相对较弱的情况，会把深埋心中的想法表达出来。

不过罗夏墨迹测验自诞生以来就备受争议，因为有研究显示，罗夏墨迹测验从整体上来讲，并不能作为一种人格测验或诊断工具，不应该在心理治疗中正式使用，只能作为治疗师对来访者进行了解的一种辅助手段。

沙盘游戏也是一种投射治疗方式。在沙盘游戏中，来访者会感到舒适和自由，从而减轻心理防御。而且来访者通常会被种类众多的沙具所吸引，并且主动挑选不同的沙具在沙盘中自由地按照自己的想法构建沙盘世界。这个时候由于来访者的注意力集中在沙具和摆放沙具上，所以心理防御自然会降低。

此外，治疗师的态度也有助于降低来访者的心理防御。在整个沙盘游戏过程中，治疗师扮演着默默陪伴的角色，让来访者充分信任。

在众多的沙具中，来访者为什么偏偏选择了那些沙具，并且把它们摆在那些位置上，这些都具有一定的象征意义，这是来访者的心理投射，而且是无意识的投射。事实上，任何形式的投射都是自发的和无意识的。来访者之所以会选择某些沙具，完全是因为自己对此沙具的认同。而这些沙具所具有的象征意义则表达出了来访者的内心世界。例如，如果来访者选择了一些具有金钱象征意义的沙具，如元宝和财神等，那么就说明他对金钱有着十分强烈的渴望。或许这种渴望与他的人生经历密切相关，或许他早年生活在一个十分穷苦的环境中，所以才造成了对金钱的这种执念。

总而言之，根据投射理论，沙盘就像一面镜子一样，可以照出我们的内心世界。在沙盘游戏中，来访者选择的沙具和所摆放的位置同样重要。

第二章

一沙一世界
——沙盘的象征

❖ 创建沙盘准备工作

小林是一名11岁的男孩，他是一个非常胆小的孩子，总是害怕与周围的人交流，本来他还可以去学校上学，但是最近出现了频频逃学的现象。起初小林的爸爸妈妈并没有发现小林逃学，因为小林每天都会按时上下学，可是学校却告诉小林的父母，最近一段时间小林都没有去上学。小林爸爸刚知道小林逃学的消息后，第一反应是吃惊而不是生气，因为他知道小林是一个非常胆小的孩子，会做出逃学的举动，想必是学校里发生了让小林十分害怕的事情。最终，小林爸爸决定带着小林去看看心理医生。

可是小林在进行心理咨询的时候，拒绝单独一人与咨询师待在咨询室内，必须得有爸爸的陪伴。即使有爸爸的陪伴，小林在回答咨询师问题的时候，也总会躲在爸爸的怀里或背后，似乎对咨询师存在着十分强烈的防御心理。于是，咨询师只好建议小林的父亲让小林直接进行沙盘游戏疗法。

当小林进入沙盘室内的时候，尽管有些犹豫和害怕，但是咨询师看得出来，小林对沙盘室内的一切充满了好奇。于是咨询师试探性地问道："你想不想玩玩这里的沙子和那些看起来十分有意思的玩具？"听到咨询师的问题后，小林依然很害怕，因为咨询师注意到小林做出了一个轻微的退缩的动作，这是一种防御性的动作。小林鼓起勇气回答咨询师："我已经 11 岁了，不能再像小时候那样玩沙子和玩具了。"咨询师鼓励道："不，只要你想玩，什么时候都可以玩。有许多叔叔、阿姨也会在这里玩沙子和玩具。"最终，小林被咨询师说动了，他走向沙盘，开始创建他的沙盘世界。这是一个非常不错的开端，说明小林已经开始放下心理戒备，而咨询师可以借此机会通过小林所创建的沙盘世界来了解小林的内心世界，从而解决小林的心理问题。

沙盘游戏疗法能够产生十分神奇的治疗效果，关键的一点就是，沙盘游戏可以让来访者放下防御心理，在放松、自由的状态下选择沙具并摆放在沙盘中，从而构成沙盘作品。

想要进行沙盘游戏治疗必须创建一个沙盘治疗室。在选择治疗室的时候必须考虑环境因素。通常情况下，治疗室应当为来访者提供一种轻松自在的环境，所以治疗室地理位置的选择十分重要，必须选择安静、不受干扰的地方。

咨询师一定要保证，来访者一进入治疗室就会有安全感、自由感和被接纳的感觉。以上三种感受十分重要，只有这样来访者才能主动在沙盘中创建自己的作品，从而表达出自己的内心世界，为心理问题的解决提供可能。

关于治疗室的内部装饰并没有什么严格的要求，但是氛围很重要。为了让来访者放松下来，治疗室的光线应当是柔和的。如果光线过于强烈，很容易引起人们的烦躁情绪。

至于治疗室的空间选择上，既可以选择一个独立的空间，也可以把治疗室与访谈室安排在一起。这两种不同的选择各有优点。一个独立的空间可以让来访者感到轻松自在，因为在独立的空间内来访者会有一种不受外界干扰之感。把治疗室与访谈室安排在一起也有独立空间所不具有的优势，那就是可以成功吸引来访者的注意力和好奇心，从而主动地进行沙盘游戏治疗。

接下来是沙盘的选择，所谓沙盘就是用来装沙子的容器，沙盘也有“心理容器”的象征意义，来访者的心理问题可以在沙盘中得到展现与消除。这个容器的形状、类型、尺寸和大小都会有限制。通常情况下，咨询师需要准备两个沙盘。其中一个沙盘中的沙子可以允许来访者用水弄湿，另一个沙盘中的沙子则需要保持干燥状态。

在沙盘大小的选择上，有许多不同的选择。沙盘创始人的选择是长 50 厘米 × 宽 70 厘米 × 深 8 厘米。之所以选择这个特定大小的沙盘，是因为当这个大小的沙盘被放在与来访者腰部一样高的桌子上的时候，来访者不用转动头部移动视线就可以把整个沙盘一览无遗，这样会让来访者对沙盘有一种掌控感，从而可以全面地观察自己的沙盘作品。

当然尺寸并不是一成不变的，咨询师可以根据来访者的情况进行调整，不过这种调整一般是把尺寸缩小，而不会扩大。因为上述尺寸适用于任何成年人，不用调整。但是由于有些来访者是一些年龄比较小的儿童，沙盘的尺寸就应该缩小一些，因为过大的沙盘会让儿童有一种爬进去玩耍的冲动，这样儿童的注意力会分散到肢体活动上，这样一来就不再是沙盘游戏，而变成了玩沙子游戏。相反，一些尺寸较小的沙盘可以让儿童把注意力集中在沙盘作品的创建上。研究证明，儿童可以在尺寸较小的沙盘中玩耍很长时间，可以更多地表现出自己的内在世界。当然，这个尺寸只是针对个人沙盘治疗。如果沙盘治疗是应用于团体沙盘治疗，那么沙盘的尺寸就需要扩大。

在沙盘形状的选择上，一般情况下都是长方体，而上述标准大小的沙盘也是长方体的模式。除了这个形状，还有两种形状比较常见，即正方体沙盘和圆形沙盘。不同形状的沙盘具有不同的作用。

一般情况下，如果来访者的情绪比较稳定，没有出现特别明显的焦虑和烦躁情绪，那么咨询师会选择正方体和长方体的沙盘。因为这种有棱有角的沙盘可以清楚地显示出对立与冲突，从而使来访者直面自己的心理问题。而且这两种沙盘中的不同位置也具有不同的象征意义，如当来访者选择把某个沙具摆放在沙盘的左下角时，象征着过去的内心世界。

如果来访者在接受沙盘游戏治疗之前的情绪十分焦虑和烦躁，那么咨询师需要做的工作就是让来访者尽快进入平静的状态。这个时候可以选择圆形的沙盘，这种形状的沙盘具有安抚焦虑情绪的作用。此外，圆形沙盘还给来访者提供了逃避冲突与问题的可能。当来访者的情绪得到稳定后，咨询师就可以把来访者引导到长方体或正方体沙盘之中，因为这个时候来访者需要直面自己的心理问题。

沙盘的内侧和底部一般是蓝色的。内侧选择蓝色是为了让来访者感觉到这就是蓝天，而底部选择蓝色是为了便于来访者创造出江河、湖泊或海洋。除此之外，蓝色也有安抚来访者情绪的作用，蓝色是一种冷色调，当人们注视着蓝色的时候，其脉搏和呼吸会不自觉地放慢，从而尽快进入平静的状态。

除了沙盘，沙盘桌也是需要考虑的，当然，沙盘桌是否能派上用场应该由来访者自己决定。通常情况下，儿童比较喜欢在地板上做沙盘游戏，但是成年人和青少年则喜欢站着或坐着进行沙盘游戏。这个时候，沙盘桌就派上用场了，桌子的高度一般与来访者的腰部齐平即可。

沙子和水也十分重要。沙子不仅是沙盘游戏的一个显著特征，同时发挥着重要的作用，因此在选择沙子时有许多讲究。首先必须保证沙子干净，要把找来的沙子进行反复清洗，不要有杂物掺在沙子中，尤其不要有破碎的玻璃碴子，避免给来访者造成一定的伤害，从而影响整个治疗的效果。之所以必须保证沙子的干净，一方面会给来访者带来良好的感觉，从而促使来访者主动触摸与感受沙子；另一方面是针对一些特殊的来访者，当来访者是年龄比较小的儿童时，他在进行沙盘作品创作的时候有可能会用手去揉眼睛，如果沙子不干净会增加感染的可能性。

至于沙子粗细的选择，不同粗细的沙子会给人以不同的感觉。当人们感受比较细的沙子时，情绪会变得比较平静。但是沙子的选择不宜过细，因为这样的沙子和土就没有什么区别了，而且很容易起灰尘，从而影响人们的情绪。当然，颗粒较大的沙子也有其优势，它们会给人以粗糙的触摸感，从而促使来访者进行深层次的改变。

通常情况下，沙盘室内应该准备两种粗细不同的沙子，在进行沙盘游戏的时候让来访者自己进行选择。如果来访者的情绪比较稳定，那么他通常会选择粗糙的沙子；如果他的情绪波动比较大，则会选择细腻的沙子来让自己平静下来。例如，有的来访者在第一次进行沙盘游戏的时候会选择细腻的沙子，但是下一次进行沙盘游戏的时候则会主动选择粗糙的沙子。

细腻的沙子还有一种特殊的作用，即可以让来访者迅速进入童年时期的心理状态。当来访者触摸细腻的沙子时，会感受到童年时期的情感，甚至会产生一种回到母亲怀抱时的温暖感觉。

不过也有特殊情况存在。这需要咨询师准备第三种沙子，即粗糙与细腻混合的沙子。因为对于一些来访者而言，过于细腻的沙子会让他们变得困扰，而过于粗糙的沙子又会让他们感觉烦躁。

总而言之，沙子的作用十分重要，而且沙子具有无可比拟的象征作用。沙子具有流动性，不是固定不变的，可以按照来访者的个人意愿形成不同的形状，如用沙子来建设一座城堡等。此外，沙子来自土地，对于人类而言，土地就象征着母亲，我们依赖土地而生，而且土地具有很强的包容性。所以沙子具有母亲的象征，总会让来访者联想到母亲。

沙子所具有的流动性可以把来访者的注意力集中在沙盘游戏中，而且这种流动性可以让来访者的触觉变得更加敏感，从沙子在指间的流动中体验到自由，可以很好地舒缓压力。最关键的是，来访者通过抚摸沙子可以把内部世界和外部世界联系在一起，把意识与无意识连接起来。由此可见，沙子还起到了一种桥梁的沟通作用。

小静在第一次进行沙盘游戏的时候，咨询师就引导她去抚摸沙子，并且告诉小静："沙子可以让你联想到母亲，你会感受到温暖与平静。"听到咨询师这样说，小静立刻有了一种排斥的心理。因为在小静的心中，母亲并不代表着温暖，她觉得自己的母亲是一个很不负责的人，因此对母亲很有成见，这种对母亲的成见导致小静对沙子产生了一种难受和排斥的心理。小静把自己的这种感受对咨询师说了。

咨询师没有让小静放弃这次沙盘治疗，而是鼓励小静用手去抚摸与感受沙子。尽管小静并不想这么做，但是她依然照做了。在感受沙子的过程中，小静的排斥心理渐渐消失了，她甚至感受到了一种前所未有的宁静。

通过这一次沙盘治疗，小静开始重新审视自己与母亲之间的关系。因为小静觉得既然沙子象征着母亲，而她从沙子中获得了平静，那是不是意味着她其实并不讨厌母亲。于是在日常生活中，小静开始试着与母亲改善关系，不再对母亲乱发脾气，大部分事会与母亲商量着来。因此，小静与母亲之间的关系得到了极大的改善。对于小静的这种变化，她的母亲自然感受到了，母亲有一天对小静说："你最近的变化挺大的，不过我很喜欢。"

咨询师还需要给来访者准备水，这样可以让来访者选择是否把沙子弄湿。湿沙和干沙具有不同的作用。其中干沙比较常见，给人一种柔和的感觉，而且有流动之感。湿沙虽然没有什么流动性，但是可以帮助来访者塑造不同的形状，具有很好的可塑性。

最后是沙子颜色的挑选。在自然界，沙子的颜色是黄褐色的。因此，沙盘游戏中通常也会选择黄褐色的沙子。但是如果仅仅有一种颜色的沙子未免过于单调，而且有些来访者并不愿意用黄褐色的沙子。因此，咨询师需要准备不同颜色的沙子，如绿色、白色或红色等。在进行沙盘游戏之前，咨询师可以让来访者自由挑选不同颜色的沙子。

不同颜色沙子的背后也有不同的象征意义。例如，绿色的沙子代表着绿地，具有强大的生命力；白色的沙子可以用来表示白雪。通常来说，来访者会挑选黄褐色或绿色的沙子。如果来访者挑选了其他颜色的沙子，那么势必会引起咨询师的注意，这背后一定有不同寻常的象征意义。例如，有一名女性在选择沙子颜色的时候，就比较另类地选择了红色的沙子，她在创建沙盘作品的时候展现出了她童年时期所发生过的一次创伤事件，这个事件对她的影响非常深刻，她在一个干涸的池塘中发现了浑身血迹的母亲，所以她才会选择红色的沙子。

❖ 不同的摆放位置

小林的父亲为了让儿子克服恐惧症，带着儿子进行了心理咨询。在第一次参加沙盘游戏的时候，小林就在沙盘中央堆起了一座小山丘，而且在山丘的上面种植了一棵树木，树木下面坐着一个小男孩。后来，小林选择了一些具有攻击性的武器，如坦克、机关枪等，他让这些武器攻击那座小山丘。此外，小林还选择士兵这样的人物角色。这更加说明了小林内心所具有的攻击性，因为士兵所具有的象征意义就是攻击、愤怒和破坏，这也说明了小林内心的矛盾。

沙盘中央的位置代表着自我以及现实状态中的自己，而沙丘所具有的象征意义则是母性与庇护。在现实生活中，山丘不同于山峰。通常具有肥沃的土地，适于种植，因此具有安全性的象征，可以象征母亲。

面对小林的沙盘作品，咨询师猜测小林似乎并没有从母亲那里得到应有的安慰和庇护。所以小林才会攻击山丘，并且在山丘上安排一棵树木，这棵树木代表着一种新的庇护。经过咨询师的询问，小林承认那个坐在树木下面的小男孩就是自己。由此，咨询师更加确定小林的恐惧症应该来源于更早的童年经历。

后来咨询师从小林的父亲那里了解到，小林的母亲一直对孕育生命存在着恐惧的心理，当她怀孕的时候就总在想象着分娩时刻的痛苦。尽管后来小林的母亲顺利地把小林带到了世界上，但是她依然被恐惧的情绪所笼罩，这让小林也受到了母亲的影响。

而且小林的身体非常不好，总是生病，但是他并没有因此而得到母亲细致的照料。即使小林因为意外而受伤，母亲也没有给予小林想要的安慰。

在沙盘游戏中，不同的空间位置具有不同的象征意义。所谓空间位置就是来访者在创建沙盘作品的时候，把不同沙具摆放在不同的位置上。空间位置的象征意义可以帮助咨询师更加准确地了解来访者的内心世界，甚至可以从不同的空间位置上了解来访者曾经所经历的事情以及心理历程。

沙盘左边的空间位置所具有的象征意义是过去，与无意识、母亲和童年生活密切相关。沙盘右边的空间位置则象征着未来，与意识、外部世界和父亲密切相关。

沙盘上方的空间位置与超我密切相关，在弗洛伊德的超我概念中通常与意识和精神生活密切相关。这一空间位置可以反映出来访者的精神生活，甚至可以反映出来访者的信念以及人生目标。例如，有的来访者会在这个位置上摆放具有宗教象征意义的物品。

沙盘中间的空间位置与自我密切相关，在弗洛伊德的自我概念中通常与现实生活联系在一起。因此，这一空间位置反映了来访者现实生活中的面貌，以及来访者在现实中所遇到的问题，甚至可以反映出来访者目前所处的现实状态。

沙盘下方的空间位置与本我密切相关，在弗洛伊德的本我概念中通常与本能和无意识联系在一起。这一空间位置不仅可以反映出来访者的无意识状态，还可以反映出来访者的童年经历以及与母亲之间的关系。

此外，我们还可以把沙盘的空间位置进行细致划分，即左上、左下、右上、右下。左上的象征意义是接受，与信念有关；左下的象征意义是发展，代表着内在世界向外在世界的发展；右上的象征意义是目标，代表着来访者的人生目标，如果在这个空间位置上出现了山、寺庙、教堂等沙具，说明来访者有着非常崇高的精神追求；右下的象征意义是物质和无意识。

来访者在摆放沙具的时候可能还有一种情况出现，那就是把沙具摆放在沙盘之外，这说明来访者比较难以接受这种沙具。

❖ 人物模型的象征意义

对于我们来说，做梦是一件十分平常的事情，当我们的睡眠够充足，能够进入深度睡眠阶段，梦境就会出现。做梦是人们的一种心理活动，有人甚至认为梦是人们睡眠状态中大脑活动与外界的唯一联系。弗洛伊德曾经说，梦是愿望的表达。

对于儿童来说，他们的梦境大多十分简单。例如，一个儿童白天想吃樱桃但是因为种种原因没有吃到，到了晚上或许就会出现一个吃樱桃的梦境。随着年龄增长，人的梦境开始学会伪装。因此，在许多人看来，梦中所发生的一切是那么不可思议，甚至是扭曲的。想要解释成年人的梦境，了解做梦者的心理需求，就需要对梦进行象征意义的解读。例如，有人总是做一些被追逐的梦境，那么说明他目前可能面临着巨大的压力。

在沙盘游戏中，想要解读来访者的内心世界，就必须了解沙具所具有的象征意义。在人们的交流方式中，除了语言等具有逻辑性的交流方式，还有一种比较原始的思维认知方式——象征。这种思维认知方式不仅在早期人类身上出现过，如原始部落的图腾象征着这个部落的精神面貌以及他们所尊崇的精神，这个图腾就是他们整个部落的象征。这种象征的表达方式也会出现在儿童身上。

当婴儿长到 1 岁的时候，就开始从母亲的世界中脱离，逐渐形成自己的心理特征并且不断地发展。当然，对于这个时期的婴儿来说，母亲依然扮演着相当重要的角色，他们的安全感需要从母亲细致的照料中获得。

当幼儿成长至 2 岁到 3 岁的时候，他们的心理特征开始在潜意识中得以体现，有时候会通过绘画和游戏等方式来表达出他们的心理活动。想要解读他们的心理活动，可以对他们的绘画及游戏作品进行象征意义的解读。

咨询师需要为来访者提供丰富的沙具，但是过多的沙具会给人眼花缭乱的感觉，在选择的时候，势必会出现一些困难。这就需要来访者对沙具进行归类。

第一种沙具归类是人物模型。人物模型通常与来访者的人格联系在一起，会反映出来访者人格的某一面。这种人格体现既可能是现实中出现的，也可能是来访者所渴望具有的人格。

普通人物：这种沙具模型代表着来访者在日常生活中的一些人。这种沙具模型可以有不同状态，如行走、坐着、玩耍，还可以有不同的特征，如不同的年龄、性别、种族等。

宗教类或神话类人物：这类模型中有佛像、耶稣像、圣母像等，还有巫师、巫婆、仙女、圣诞老人、天使等。当来访者的沙盘作品中出现了此类人物，说明来访者的心理状态正处于关键的时期，十分重视精神生活，甚至渴望获得超自然的力量。

耶稣、佛像等具有男性特征的宗教类人物还可能具有父亲的原型，象征着权威和力量；而圣母像等具有女性特征的宗教类人物可能具有母亲的原型，象征着关爱。

父亲、母亲的人物形象：来访者的沙盘作品中很有可能会出现父亲、母亲的人物模型，与来访者的年龄无关。当出现父亲、母亲的人物模型时，通常具有三种象征意义。第一种是来访者自己父亲、母亲真实形象的再现，可以显示出来访者与父母之间的关系。第二种则是来访者为人父、为人母的心理状态。第三种则是父亲和母亲所具有的不同象征意义。人们常说父爱如山，只要提起父亲就会联想到权威、坚强等具有男性风格的形容词，而提起母亲，人们通常会联想到慈祥与包容等形容词。

老人的人物形象：在此类沙具人物模型中，通常会出现两个老人对弈的形象，也可能会有爷爷、奶奶的形象出现。老人在人们心中通常是智慧的代名词，应该得到人们的尊重。

在原始社会，文字还没有被发明出来，人类的经验需要通过口口相传，而经验的传授通常由老人来执行。因此，老人在沙盘中的象征意义是来访者渴望获得解决目前所面临问题或困难的指引。

如果来访者是年轻人或青少年，他们选择了老人的人物模型，说明他们希望获得有智慧的人的指引，也希望获得像老人那样的智慧。但如果来访者是老人或中年人，他们选择老人人物模型的象征意义则完全不同，这代表了来访者对岁月流逝以及生命前景灰暗的忧虑之情。

儿童的人物形象：在沙具中有一种十分常见的儿童形象——小和尚。虽然和尚通常会让人们联想到佛教，但是由于这种小和尚的形象通常是玩乐或练武的状态，所以不能从宗教的角度进行解读，它通常象征着顽童之心。

当来访者的沙盘作品中出现了儿童的人物形象，那么说明了来访者的内心具有孩子气的一面。有些来访者或许会告诉咨询师，这些儿童象征着自己的儿孙。即使是这样，也反映出来访者内心的孩童心理。

如果来访者对咨询师的解读给予认同，并且表明这个儿童形象是自己所熟知的，说明他对自己人格中所具有的孩童一面是认同的，否则则是否认的。

战争的人物形象：士兵、将军都是十分常见的战争人物形象，尤其是士兵。此外，还有一些具有战争意义的模型，如坦克、飞机、大炮、枪支等。

战争的人物形象通常代表着攻击性、破坏力以及愤怒的情绪。在来访者的沙盘作品中，可能会出现士兵在战场上的场景，这通常有两种情况。第一种是士兵出现在战场上，这说明来访者的人格中具有英雄主义、正义和勇敢的一面。第二种场景则是两支队伍在交战，这反映出了来访者内心的矛盾，或许他正面临着巨大的挑战或竞争，或许他正在进行一项艰难的选择。

卡通人物或机器人：随着科技的发展以及影视作品的影响，有许多非人类但是具有人类心理特征的形象诞生并且在人群中流行起来，尤其是儿童或青少年对此类的模型尤其熟悉，如变形金刚、奥特曼、蜘蛛侠等。

此类人物形象通常具有普通人所没有的超能力，且具有拯救地球的象征意义。当来访者选择此类人物形象，说明他对超自然力量的向往与渴望。而且机器人通常以全副武装的姿态出现，同时说明了来访者自我保护的愿望。有些卡通人物形象通常有被刻意夸大的一面。所以当来访者挑选卡通人物形象的时候，咨询师应该根据该卡通人物所具有的品格以及来访者对该品格的态度，进而判断出来访者的人生观和价值观。

咨询师对此类人物形象进行解读的时候，需要根据环境和背景以及来访者自己对人物形象的评价来进行全面考虑。

医护人员的形象：医护人员在人们心中的形象通常都是帮助人们战胜病魔，因此人们通常会把拯救与医护人员联系在一起。当来访者的沙盘作品中出现了医护人员，通常意味着四种情况。第一种情况是一种心理救援的信号，表示来访者目前的精神状况需要得到拯救。第二种情况表示来访者正在进行自我拯救或正在担忧自身的身心健康问题，这与来访者所经历过的创伤记忆相关。第三种情况则是来访者的身体曾经出现过重大的健康问题，可能患过比较严重的疾病，或是有过住院的经历，抑或是正在接受治疗的病人。第四种情况则是来访者自身的投射，象征着来访者希望尽己所能给其他人提供帮助。

运动员的形象：在现实生活中，运动员通常给人一种健康、积极向上、活力、拼搏等印象，因此运动员的形象象征着力量。运动员经常会参加一些比赛或竞争，他们通过自身的努力拼搏赢得掌声和荣誉，这与英雄的待遇有相似之处，所以运动员的形象同时象征着英雄主义，渴望得到他人的认可与尊重。

运动员形象的象征通常分三种情况。第一种情况是当来访者是普通人，这表明来访者对运动员所具有的积极向上、活力、拼搏等品质的向往。第二种情况是当来访者是运动教练，这说明来访者对自身积极的人生态度的肯定，或许是对自己当前状态的不满意。第三种情况是当来访者是运动员，这需要咨询师对来访者在不同团体中的角色和作用进行一番了解。因为，运动通常是一种团体协作的活动。

文娱演员的形象：在现实生活中，演员通常需要经过一番装扮后才登上舞台进行表演。也就是说，演员所表现出来的一切都不是真实的自己。此外，演员在进行表演的时候通常会借助表演来表现自己的心理状态以及进行情绪情感的倾诉。咨询师在判断文娱演员形象所具有的象征意义时应该根据来访者与文娱演员之间的关系状况进行推测，这通常会显示出来访者对自我形象以及他人的认识评价。

如果来访者表示文娱演员是其本人，这象征着来访者在现实生活的人际交往中戴着人格面具，咨询师需要让来访者自己进行解释，进而了解来访者对自己的这种人格面具是否满意。如果来访者表示文娱演员是其他人，这象征着来访者对自己人格中的某一方面比较陌生，或是对交流对象会产生陌生感。

在沙盘游戏的解释阶段，咨询师一方面需要对来访者的各种沙具选择以及沙具的摆放位置进行解读，另一方面咨询师必须尊重来访者个人的意见，也就是听听来访者对自己所选择沙具的理由，以及沙具目前所具备的状态。如果来访者表示，他所选择的文娱演员正处在演出之中，并且正在进行中场休息，那么说明来访者在现实生活中对所面临的人际交往或工作学习有一种筋疲力尽之感，迫切需要休息。

陌生人的形象：不论是在梦境中还是在沙盘游戏中，经常会有陌生的人物形象出现。通常来说，在沙盘中所出现的人物形象都是自己人格的象征，分别代表着人格的不同层面，那么陌生人的出现意味着在来访者所拥有的人格特征中有他所不知道或不理解的。

因为有些人格特征是不受欢迎的，所以便被人们本能地压抑起来了，从而无法意识到这种人格特征的存在。例如，有些男性在进行沙盘游戏的时候会出现陌生的女性形象，这象征着他人格中所存在的女性人格侧面。在我们所生活的环境中，如果男性表现出了一些女性的特征，那么他通常会遭人非议，因此许多男性会不自主地压抑自己人格中女性的一面。长此以往，他们就无法在清醒状态下意识到这种人格的存在，所以在沙盘游戏中便出现了陌生人。

如果在沙盘游戏中，来访者出现了陌生的异性人物形象，意味着这是来访者异性人格的体现，这不仅会出现在男性身上，也会出现在女性身上。因此，咨询师在对来访者沙盘作品中这一陌生人形象进行解读的时候，需要询问来访者这个陌生人正在做什么或具有什么样的显著特征等。

死亡象征的形象：沙具中的恶魔、死尸、骷髅等都是死亡的象征。除此之外，骷髅和恶魔也被赋予叛逆的象征意义，特别是当来访者是青少年的时候。青少年在处于叛逆期的时候，通常比较喜欢恶魔和骷髅，这一方面可以显得自己与众不同，另一方面也是故意反对成人所倡导的积极向上。例如，有些信仰基督教的家庭，通常会有天使圣母像，这些有时会引起叛逆青少年的反感，他们为了表示自己的叛逆，会故意选择恶魔或骷髅的形象。

❖ 动物模型的象征意义

人与动物之间的关系十分密切，有时候动物通过人们的驯化可以帮助人们，如狗、马等，有时候通过驯化可以成为人们的食物，如猪、羊、牛等家畜和鸡、鸭、鹅等家禽。但是有的动物也会给人们带来伤害和威胁，如老虎、狮子、狼等凶猛的食肉动物。在人类与动物的长期相处中，人们开始熟悉与了解不同动物所具有的特征，并且根据这些特征给不同的动物冠上不同的象征意义。

在原始文化中，人们对那些凶猛的动物通常存在着敬畏心理，甚至还掺杂着憎恨。例如，对于游牧民族而言，他们的图腾是狼，他们既敬畏狼，同时也憎恨狼，因为狼不仅会伤人，还会给牧民们的财产带来损失，如当草原食物匮乏的时候，狼会吃掉牧民们的牛羊。图腾除了是一个民族或部落的象征，还会被神话并赋予某种超自然的精神力量。

在沙盘游戏中，如果来访者的沙盘作品中出现了动物，那么既可能是来访者对该动物所具有的品格的欣赏，也有可能是来访者恐惧、担忧或本能的象征。有时候，动物形象所具有的象征意义往往比人物形象所具有的形象意义更能表达出来访者无意识中所具有的人格特征。不过也有另外一种情况，那就是来访者之所以会摆放某种动物，是为了表达出某种场景或某种心理状态，这个时候动物所具有的象征意义就不再具有揭示来访者某种人格的目的。因此，咨询师在对来访者所选择的动物沙具进行解读的时候，应该询问来访者的意见。

鼠：鼠类所具有的第一种象征意义是灵活，因为老鼠的反应速度通常很快。此外，老鼠的感应能力很强，在一些较大的自然灾害，如地震、洪水等到来之前，老鼠通常会迅速做出反应，拖家带口逃命等。

鼠类所具有的第二种象征意义是顽强的生命力。老鼠具有十分强大的繁殖能力，而且适应环境的能力也很强。

鼠类所具有的第三种象征意义是胆小、贪婪等贬义的人格特点。例如，人们常用“鼠辈”来形容对某人的蔑视，或是用“贼眉鼠眼”来形容某人的猥琐。

当来访者的沙盘作品中陈列了老鼠，说明这个人具有谨慎、敏感、贪婪等特点。当然还有一种例外，那就是米老鼠这样的卡通形象，这种鼠类形象象征着灵活与聪慧，表达了来访者对这一卡通形象的喜爱。

牛：牛这种动物总给人一种勤劳、任劳任怨、无私奉献的印象，因此鲁迅才说：“横眉冷对千夫指，俯首甘为孺子牛。”此外，牛还象征一种执着的进取精神。公牛象征着任劳任怨、顺从、力量；母牛象征着哺育、营养。

虎：老虎号称森林之王，通常威风凛凛，代表着权威与凶猛。老虎具有令人畏惧的力量，人们通常会敬而远之。因为老虎具有强大的力量，有时候会成为避免灾难的保护神，如小孩子穿戴的虎头鞋或虎头帽等。但是人们有时也会把老虎和某种强大的恶势力联系在一起，如“为虎作伥”就是形容帮助坏人做坏事。

兔：兔子是一种十分温驯的食草动物，不会给其他动物造成威胁，而且具有十分灵敏的听力以及快速奔跑的能力。兔子在文化中通常是吉祥、美好的象征，如在中国文化中，嫦娥与玉兔共同居住在美丽的月亮上，而西方文化中认为兔子是复活节的象征之一。来访者如果选择了兔子，说明来访者具有机智、可爱、谨慎、忧郁等特征。

龙：在中国的十二生肖中只有龙这一生肖在现实生活中不存在。在原始社会，人们通常会把某种动物或植物，甚至非生物，作为自己的祖先或保护神。通常这些图腾具有很强大的力量，许多民族会选择凶猛的野兽作为自己的图腾，而不是选择像兔子这样温驯的动物。在原始人心中，图腾具有超自然的能力，可以起到保护的作用。

龙这种特殊的图腾是许多种不同动物的综合体，如“角似鹿、头似驼、眼似兔、项似蛇、腹似蜃、鳞似鱼、爪似鹰、掌似虎、耳似牛”的描绘，这说明了龙具有许多动物的优势，如老虎那具有强大杀伤力的手掌，还有鹰那锋利的爪子等。如果来访者选择了龙这种动物，说明此人将自己人格中的各个侧面进行了很好的整合，象征着超常的心理健康，已经到达了自我实现的目标。

此外，中国人赋予了龙超自然的能力，如腾云驾雾，可以在海、陆、空等不同地方自由来去，甚至掌管着人间的风云变幻。因此，龙具有强大、尊贵的象征。

蛇：蛇具有许多不同的象征意义，既有好的一面，又有坏的一面，可以说是一个矛盾的生命体。通常来说，蛇会引起人们潜意识的恐惧。即使一个小孩从来没有见过真正的蛇，也没有受到来自蛇的伤害，但当他第一次看到蛇的图片或模型的时候也会出现恐惧的情绪。因为蛇在行动的时候是不出声的，总会给人以意料之外的伤害，尤其是毒蛇的毒液会置人于死地，因此蛇象征着邪恶、狡诈、阴险、贪婪。另外，在寓言故事《农夫与蛇》中，蛇还象征着忘恩负义。

在许多文化所创造的神话中，蛇也被赋予了不同的象征意义。在中国的创世神话中，女娲创造人类并保护着人类，被称为大地之母。女娲的形态不完全是人形的，她的上半身是人形，下半身却是蛇尾。在西方的创世神话中，亚当和夏娃幸福地生活在伊甸园，他们受到了蛇的诱惑所以才偷食了智慧树上的果实，从此之后被上帝赶出伊甸园来到人间，成为人类的始祖。在古埃及的神话中，蛇则常常被作为保护神而存在。在自然界，蛇通常都会经过一个蜕皮的生理阶段，人们便赋予了蛇以新生的意义。另外，当蛇咬着自己的尾巴时，则会形成一个圆圈，这个圆圈象征着永恒。

蛇的身体行动十分灵敏，且具有敏锐的直觉，因此蛇还象征着智慧、直觉。在精神分析学派的理论中，蛇具有男性的象征意义，因为蛇的身体与男性生殖器相似。

马：在人们所驯化的牲畜中，骆驼、马、驴以及马与驴的杂交物种骡子主要是作为交通工具而存在的。但是从外形上来看，马比驴和骡子更英俊。在古代，达官贵人通常会骑马而不是驴或骡子，而在西方的童话故事中，王子是骑着马出现。因为马除了英俊的外形，还给人一种自由奔放、精力旺盛的感觉。如果一个人具有这种性格，那么他一定是引人注目的。

马不仅是交通工具，也是人类的好朋友，因为马具有人类所没有的超常感知力，具有识途的能力，而且对会遭遇到的危险十分敏感，当人们迷失方向的时候，马可以带着人们寻找到正确的方向，因此马象征着牺牲和胜利。

在古代马通常还被作为战争武器，如蒙古的铁骑在那个时代相当厉害，成吉思汗和忽必烈就是通过铁骑征服了大片疆土。战争象征着很强的攻击性，而且通常以男性为主，有的人甚至认为战争与自然界雄性为了争夺领地和配偶的攻击行为没有什么两样。再加上马所具有的鲁莽冲动与精力旺盛的特点，所以马还象征着男性。如果来访者是男性，他选择了马这种沙具模型，象征着他对男性优势的张扬。如果来访者是女性，她选择了马这种沙具模型，象征着她对男性力量的渴望与欣赏。

羊：羊象征着温顺、善良、胆小、柔弱。在基督教中，羊象征着人性，容易迷失，需要得到信仰的指引。

猴：猴子通常给人以灵活、聪明之感，所以当来访者的沙盘作品中出现了猴子，则说明他本身就很聪明。此外，对于中国人来说，提起猴子还会联想到一个十分经典的形象——孙悟空。在《西游记》中孙悟空是一个十分吸睛的角色，孙悟空疾恶如仇，是一个英雄的形象。但是孙悟空同时是叛逆的，它不被驯服，而且爱玩、调皮。因此，来访者沙盘作品中的猴子形象也是不成熟的象征。

鸡：鸡作为一种家禽，肩负着报时的责任，因此鸡象征着守信与准时。公鸡报晓意味着天亮了，所以还象征着从黑暗走向光明的意义。在田园生活中，鸡是一种必不可少的选择，所以当来访者为了营造家的氛围，通常会选择鸡这种沙具模型。

狗：俗语说“狗不嫌家贫”，狗象征着忠诚，是人类的好朋友。一方面狗对主人十分忠诚，另一方面对敌人却表现得十分凶狠，因此狗象征着超我，通常与自我约束以及遵守纪律联系在一起。当来访者的沙盘作品中出现了狗这种沙具模型的时候，说明来访者对狗所象征的忠诚等优良品质的向往与欣赏。

猪：猪所具有的象征意义也是矛盾的，一方面象征着忠厚老实、安分守己，另一方面则象征着懒惰、贪吃、蠢笨。

除了十二生肖，还有一些动物也是来访者经常会选择的。

狮子：狮子号称“草原之王”，尤其是雄狮总给人以威风凛凛之感。再加上狮子是群居动物，与孤独的老虎不同，因此又有保护弱者、强大、威严、具有王者风范的象征意义。此外，狮子也有贬义的象征意义，那就是讲排场、摆风度，如在中国古代，一些达官贵人的府邸门前总会有两头石狮子。

豹子：豹子的奔跑速度十分迅速，而且拥有很强的战斗力，行踪不定给人以神秘之感，因此豹子象征着神秘、内在攻击力、独特的地位。由于豹子捕猎食物时的姿态比较妩媚，所以还有虚伪、狡诈的象征意义。

熊：在自然界中，熊的姿态尽管笨拙，却拥有很强的攻击性，因此熊常常象征着男性。如果来访者选择了熊这一沙具模型，那么说明来访者是笨拙、强大的，同时说明来访者在人际交往中常常处于孤独的境地。

象：虽然象是食草类动物，但是没有食肉动物敢攻击它，因为象的体格十分庞大，是陆地上体格最大的动物，具有很大的力量。虽然象具有很强的力量，却无意称霸丛林，因此象具有宽厚、智慧的象征意义。

由于象具有很强的记忆能力且拥有较长的寿命，所以象还象征着战胜死亡、聪明智慧。在很久以前，人类也尝试着驯化象，想让象成为自己的坐骑甚至是战争武器，但是并未完全成功。尽管如今象依然会成为人们的坐骑，甚至成为马戏团的台柱，但是人们通常需要从丛林中捕猎幼象，然后从幼象时开始训练，而无法像驯化狗一样，让象成为天生的宠物。这是因为经受过人类训练的象拒绝进行交配，所以人们永远无法完全驯化象，只能对幼象进行训练。在古代，只有身份高贵的人或成佛的智者才有资格将象作为自己的坐骑，所以象还象征着高贵。

由于公象在母象怀孕期间可以克制性欲，所以在西方中世纪的人们看来，象还象征着忠诚于爱情。总而言之，象所具有的象征意义都是正面的。

狼：在中国的传统文化中，狼通常都不被看好，总是具有贬义的象征，如“狼子野心”“狼心狗肺”“狼狈为奸”等成语总是贬低狼的存在，因此狼具有攻击性、破坏力、贪婪、残忍的象征意义。当来访者的沙盘作品中出现了狼，那么说明来访者在本能地压抑一些来自童年的创伤性经历。如果女性来访者选择了狼的沙具，说明她对男性有一些恐惧。

鹿：鹿的象征意义与羊、兔子类似，它们都是无害的食草动物，由于自身没有强大的力量，通常会成为食肉动物的餐饭。因此，鹿象征着温柔、善良、软弱，人们通常认为鹿具有女性的特征，所以鹿也被赋予女性的象征意义。

猫：猫通常作为一种宠物存在，因为猫的体型比较可爱。但是人们对猫所具有的品格象征不如狗，在中国民间认为，猫是一种趋炎附势的动物，哪里有好吃的就去哪里，不会顾念主人的旧情，与狗对主人的忠诚正好相反。在西方，黑猫还被认作不祥的预告，如果有人遇见了黑猫，那么他将霉运不断。

猫在捕猎的时候，通常不会利索地把猎物吃掉，而是玩弄一番后再吃掉，因此猫还被看作一种残忍而狡诈的猎食动物。我们通常用“夜猫子”来形容一个人的昼伏夜出，这是因为猫是一种夜间行动的动物，白天总是懒洋洋的。猫通常象征着神秘、野性又不失温柔的女性。

在沙盘游戏中，由于沙盘的底部是天蓝色的，所以来访者通常会通过挖沙来创建江河、湖泊或海洋，这个时候来访者就可能需要一些水生动物，如鱼、海豚、鲨鱼等。

鱼：在中国传统文化中，鱼经常与财富联系在一起。在春节的时候，窗花中经常会出现一条金色的鱼，有时候鱼的口中还含着一颗明珠。在年夜饭的时候，鱼也是必不可少的食物，象征着年年有余（鱼）。

鱼生活在水中，而海洋、湖泊等水域又有无意识、力量源泉的象征，鱼可以自由地在水域中活动，可以看作知识与智慧的象征。

在沙具模型中比较常见的鱼类通常有金鱼和鲤鱼。金鱼的生命力虽然不强，但是十分美丽，通常被作为一种观赏性的鱼类进行喂养。在中国传统文化中有鲤鱼跃龙门之说，因此鲤鱼具有成就与出人头地的象征意义。

海豚：在水生动物中，海豚的智商是很高的，它们很聪明，海豚甚至会营救一些海上遇难的人，所以海豚的象征意义是友好和聪明。

鲸鱼：鲸鱼是海洋中最大的哺乳动物，象征着再生和子宫。

鲨鱼： 鲨鱼是海洋中的霸主，对血腥味非常敏感，它的到来往往意味着死亡，因此具有恐惧的象征意义。

龟： 龟的爬行速度十分缓慢，一遇到危险就会把自己缩在坚硬的龟壳中，因此具有胆小与能屈能伸的象征意义。此外，在中国传统文化中，龟所具有的象征意义是长寿，因为在中国古代文化中有“万年神龟，千年灵蛇”之说。

贝壳： 在海边的沙滩中，人们很容易联想到贝壳。贝壳来自海洋，具有丰富想象力和无意识中深奥精神的象征意义。由于在远古时期，贝壳曾经被作为货币，因此具有财富的象征意义。贝壳是一种容器，里面曾经生存着软体动物，因此贝壳还具有女性、害羞、自我保护屏障的象征意义。

如果来访者选择了贝壳，说明他对女性的渴望以及对女性的欣赏与赞美。当然，咨询师也不能一概而论，应该以来访者的解释为主。如果来访者表示贝壳只是沙滩上的一种点缀，就没有必要过分强调贝壳所具有的这种象征意义。

青蛙与蟾蜍： 在自然界青蛙和蟾蜍可以一下子产下很多卵，因此具有繁殖、多产和女性的象征意义。蟾蜍与青蛙不同，它们外表丑陋，因此有时候也象征着来访者自卑的情绪。

鸟类与爬行动物和哺乳动物不同，在进化中，鸟类克服了地球引力的作用，学会了飞翔。因此，鸟类具有自由、自然、直接、不虚饰的象征意义，这是鸟类所具有的普遍象征意义。

凤凰： 凤凰是一种虚拟的具有吉祥象征意义的鸟类，凤为雄鸟，凰为雌鸟，两者在一起具有心理整合的象征意义。

鹰： 鹰是鸟类中的王者，不仅有锐利的目光，还有锋利的爪子，是力量与远见卓识的象征。当来访者选择鹰这种沙具模型时，一方面说明来访者渴望获得鹰那样的智慧和见识，另一方面说明来访者所拥有的强大、威严等人格特征。

猫头鹰：在自然界中，猫头鹰的生活习惯是昼伏夜出，在捕捉猎物的时候通常只是静静地待在一边，瞅准时机后再进行出击。因此，猫头鹰所具有的象征意义是耐性与沉思。由于猫头鹰总是在夜晚出现，因此具有神秘性，并被赋予魔法。

来访者沙盘作品中的猫头鹰形象所具有的象征意义应该根据时间段来确定。如果时间是白昼时分，代表了智慧与清晰的思维；如果时间是黑夜时分，则代表着寂寞与孤独。

鸽子：鸽子是和平的象征，因此具有爱和慈祥的象征意义。在许多不同种类的鸽子中，有一种为信鸽，因中国古代有“飞鸽传信”之说，所以鸽子又有信息联系的象征。

孔雀：孔雀与凤凰的外形有相似之处，象征着尊严与骄傲。

蝴蝶：蝴蝶是一种美丽的昆虫，那翩翩起舞的姿态总会让人将其与自由、浪漫联系在一起，因此蝴蝶象征着爱情以及过去的感情生活，通常会与花卉同时出现。

在自然界中，蝴蝶是由丑陋的毛毛虫蜕化而来的，因此蝴蝶还具有蜕变的象征意义。如果来访者的沙盘中出现了蝴蝶，说明来访者的精神在不断蜕化与净化，自我在不断成长，颇有“化茧成蝶”的含义。

❖ 植物模型的象征意义

在沙具模型中，植物是必不可少的，包括树木、草类、花卉、瓜果和蔬菜等。植物通常象征着生命力，可以看成来访者的心理能量。但是在自然界中，除了茂盛的植物，还有枯萎的植物，这些干枯的植物所具有的象征意义与茂盛植物截然相反，有一种死亡的气息。

树木：树木是自然界随处可见的植物，常常与来访者所具有的生命力联系在一起。如果来访者所选择的树木是茂盛的，那么说明他具有很强的心理能量以及茂盛的生命力。如果来访者选择了枯萎的树木，那么说明来访者的心理能量很低，甚至可以象征着生命力的枯竭。

树木只是一种比较笼统的概念，如果把树木种类进行细致的划分，那么不同种类的树木所具有的象征意义也是不同的，比较常见的树木种类有松树、柳树、果树、竹子和圣诞树。

松树象征着坚强和长寿，由于松树在冬天的时候依然是绿色的，因此还被赋予了强大的承受力和忍耐力的象征意义。

柳树通常给人以女性特点的感觉，如“弱柳扶风”就是形容女性娇弱的样子，因此柳树象征着柔韧性。在中国古代文学中，柳树还象征着离别与友谊。但是在绘画作品中，柳树那垂落的枝条则象征着能量外流。

果树象征着收获与成就，有时候也与婚姻联系在一起。

竹子在中国古代文化中具有很高的评价，象征着精神与气节。

圣诞树是圣诞节常常出现的树木，意义比较特殊，常常与耶稣的诞生联系在一起，因此具有再生与光明的象征意义。

草类：草没有树木的高大，也没有花卉的美丽，因此很难吸引人们的目光。小草总给人以柔弱的感觉，成片的草原却给人以顽强生命的感觉，如诗句所描写的那样：“离离原上草，一岁一枯荣。野火烧不尽，春风吹又生。”因此，草具有顽强生命力、生机勃勃的象征意义。在草类的沙具模型中，通常没有一株小草的模型，都是以成片草地的形式出现，因此草地或草原可以显示出来访者所拥有的勃勃生机。如果来访者在一片沙漠中创建出了一片草地，则具有希望与新生的象征意义。

花卉：盛开的花朵通常与美丽联系在一起，象征着生命力、爱情，有时候也是女性的象征，如果来访者的沙盘作品中出现了花卉，那么说明来访者对女性持有一种褒扬的态度。花无百日红，既然有盛开的花朵，那么就有相对应的枯萎花朵，枯萎花朵所具有的象征意义是生命的枯萎。

不同种类的花卉通常具有不同的象征意义，比较常见的花卉有牡丹、莲花、菊花、玫瑰。牡丹是花中之王，象征着富贵与繁荣。菊花与莲花通常被赋予高贵洁净的品格特征，因此象征着高贵的精神生活。此外，莲花具有诞生、再生的象征意义。玫瑰是爱情的象征，尤其是红玫瑰，而白玫瑰则是纯洁的象征。

如果来访者在创建沙盘的时候，选择了许多花卉，营造出了一种花园的场景，象征着来访者具有十分丰富的内在世界。

❖ 交通工具模型的象征意义

来访者在创建沙盘作品的时候，有时会想体验到一种运动或前行的感觉，这时就会联想到交通工具，因为交通工具不仅会让人联想到“行驶”“运动”“前行”等动态的词语，也是帮助人们到达目的地的工具。在现代生活中，汽车等交通工具已经成为人们出行所必备的物品，所以来访者在创建沙盘的时候会频繁地使用交通工具。

总而言之，交通工具的总体象征意义是代表来访者的心理能量，而且是流动着的能量，同时呈现了来访者的内心冲突。当然，不同的交通工具由于其特点不同，所以分别具有不同的象征意义。

有一个上初中的男孩，虽然父母对他的管教十分严格，但是他十分叛逆，总做一些让父母头疼的事情。于是男孩的母亲带他去接受心理咨询，在进行沙盘游戏的时候，这名男孩选择了许多汽车，几乎沙盘中的所有沙具都是汽车，差不多有 50 辆，而且汽车的样式有许多种。男孩所摆放的这些汽车都是静止的，整个沙盘作品看起来就好像是一个巨大的停车场。咨询师注意到这些汽车的摆放方向虽然都是向左的，但是有的汽车陷在了沙子中，这说明男孩的心理状态正处于一种阻滞之中。

这名男孩之所以会选择这么多汽车，说明他拥有强大的心理能量，毕竟他处在青春期，而且十分叛逆，这些汽车或许代表了男孩的梦想、期待或情绪等。但是由于有些汽车陷在沙子里，又说明了男孩虽然有强大的心理能量，能量却没有流动起来，是停滞的，他的心理能量被困住了，这说明男孩在压抑着自己的某种情绪。

汽车：在现实生活中，汽车这种交通工具的特点是灵活与便捷，不像火车和船那样必须依靠铁轨、河道等特殊的运行轨道才可以，但是汽车也有其弱点，那就是运载的重量比较小。如果来访者沙盘作品中出现了汽车这种交通工具，这象征着来访者比较善于从外界获得支持，从而达到自己的目的。

当然有关汽车这种沙具象征意义的具体分析，应该以来访者自己的解读为关键。咨询师可以通过从来访者那里了解到汽车的驾驶者到底是来访者自己还是别人，从而判断出来访者对控制自己能量发挥与把握奋斗目标水平的状态。汽车数量的多少则反映出来访者心理能量的强弱、持续性的问题。汽车前进的方向是一致的还是相对分散的，则反映出来访者动力方向的一致性问题，同时反映出来访者内心的秩序是有序的还是混乱的。

虽然呈现在沙盘之中的汽车都是静止的，在来访者的心里却不止有这一种状态。通常情况下，在来访者的描述中汽车处于两种状态之中。一种状态是动态的，也就是汽车正在行驶，这象征着来访者的心理状态正处于一种积极发展的状态，他的心理不仅正在成长，同时发生着变化。另一种状态则是静止的，也就是汽车停放在一边或停放在车库中，这不仅是一种财富的象征，也象征着来访者的心理状态处于一种恒定或阻滞之中。汽车还有私家车与公共汽车之分，可以反映出来访者在处理人际交往问题时的态度或是来访者人际关系的状态。

自行车：自行车也是一种十分常见的交通工具，但是其行驶速度相对于其他交通工具来说比较缓慢，需要借助人的力量才可以行驶，总之，自行车给人的感觉是便捷与灵活。

如果来访者的沙盘作品中出现了自行车这种交通工具，那么咨询师需要从来访者那里了解自行车是静止的还是运动的，距离目的地是远还是近，从而对来访者的心理状态进行判断。自行车的状态象征着来访者的心理状态，而自行车距离目的地的远近，象征着来访者对现实与目标之间的感受。

火车：火车的运行虽然需要依赖于铁轨，但是火车的运载量很大，且运输的价格也比较便宜。火车所具有的象征意义是巨大的外界援助或机遇。在沙盘作品中，咨询师需要通过了解火车是行驶中还是停靠在站台处，从而判定来访者对于借助外力的状态。来访者在解释沙盘作品的时候，表明自己是否在火车上或者是否赶上了火车，通常象征着来访者对机遇的把握。如果来访者表示火车正处于铁轨的转弯处，这象征着来访者正处于人生的转折点上。如果来访者表示火车正在行驶着进入隧道，象征着来访者对回归母性的渴望。

船：船是水上使用的交通工具，需要水的承载。水在沙盘中所具有的象征意义通常是生命的源泉以及无意识的神秘力量。因此，行驶在水面上的船，象征着来访者想要借助生命源泉的力量或本能无意识的力量从而完成某种愿望。此外，在海面上行驶的船象征着浪漫。

不同类型的船只所代表的象征意义也不同。动力船象征着力量、财富、竞争。渔船沙具的出现通常会与渔翁结合在一起，所具有的象征意义是渴望在无意识中进行深入的研究。渡船需要摆渡者，而摆渡者通常是智慧老人的形象，所具有的象征意义是希望得到智慧的指引。汽艇的速度很快，在现实生活中通常被用在情侣旅行上，所以具有浪漫的象征意义。由于汽艇的速度迅速，所以还具有迫切到达目的地的象征意义。

飞机：在中国的传统文化中，天象征着父亲，而大地象征母亲。飞机是一种飞行在天地之间的交通工具，所以具有与天地父母之间联系平衡的象征意义，同时象征着包容性与分离性之间的平衡。

作为交通工具的一种，飞机是目前为止速度最快的交通工具，而且价格昂贵。相对于其他交通工具而言，飞机是最安全的，发生事故的概率远远低于其他交通工具，但是飞机一旦发生事故，生还率是最低的。因此，选择飞机这种交通工具，既意味着来访者对速度的要求，又是十分冒险的。咨询师试图解释飞机所具有的象征意义之前，需要询问来访者对飞机状况的描述。如果来访者表示自己只是一名乘客，那么象征着来访者渴望快速达到既定目标。如果来访者表示自己是驾驶员，那么象征着来访者正在做出一个具有冒险性的决定，并且希望自己能控制住整个局面。此外，飞机还象征着来访者对自己能力的估算，如果来访者说飞机出现事故了，说明来访者内心对自己能力的否定，来访者的愿望没有实现。

军用车辆：军用车辆通常包括坦克、战斗机和军车等，通常与战争密切相关。当来访者选择了军用车辆的时候，象征着来访者具有强大的力量，但同时象征着攻击性和破坏力，是来访者内心矛盾的一种表现。如果来访者解释说，他所选择的军用车辆所起到的作用与普通交通工具一样，并不是用于战争，那么则说明来访者的自我意识不够明晰，也说明了来访者的一种自我保护和渴望变得更强大的愿望。

❖ 建筑物模型的象征意义

在弗洛伊德对梦境的象征意义的解释中，具有容纳性的建筑物通常象征着女性和子宫。现实生活中，建筑物随处可见，是我们生活、工作、学习、娱乐的主要场所，不同的建筑物所具有的功能是不同的。因此，在沙盘作品中，不同类型的建筑物所象征的意义也不同。

房屋：房屋在沙盘游戏中的象征意义是家和归属，能给来访者以安全感，让来访者感到踏实。同时，房屋象征着来访者的心理，而想要了解来访者具体的心理状态，咨询师必须观察房子的外形与颜色，甚至询问来访者房屋中发生的事情。总而言之，房屋既象征着来访者的人格特征，也象征着人际关系的状况。

如果来访者所选择的房屋是别墅型，既高大又奢华，那么象征着来访者的心理状态是丰富的、坦诚的，拥有远大的目标。如果来访者所选择的房屋是破旧的，则说明来访者的心理状态比较沧桑和疲惫。如果房屋里的摆设是丰富和有序的，象征着来访者内心的丰富和有序。

如果来访者把房屋的门和窗户打开了，说明他在人际交往方面持有开放的态度；如果来访者把房屋的门和窗户都关闭了，则说明来访者在人际交往中感觉孤独，甚至表达了来访者自我封闭的心理状态。有些来访者甚至还会把窗帘拉上，这说明封闭的心理状态更为严重。

门和窗户既是一种连接性建筑物，也是一种阻碍性建筑物。来访者可以选择门或窗户是打开的还是关闭的，不同的状态分别象征着不同的心理状况和人际交往的情况。窗户还是一种接收光线的入口，因此象征着来访者对外界的接纳程度。

在来访者对房屋的描述中，如果来访者表示自己虽然选择了摆放房子，却没有属于自己的房子，那么说明来访者在面对自己内心世界的时候，抱有一种逃避的态度，不愿或不敢正视自己的心理状态，是一种对自我认识行为的抗拒。

商业场所：在沙盘游戏中，商业场所所具有的象征意义与房屋不同，前者通常有两种象征意义。一种象征着来访者人际关系的表面化和利益化，另一种则象征着援助和补给。

宗教类的建筑物：在沙盘游戏中比较常见的宗教类建筑物有塔、庙宇、教堂等，这些建筑物都是信徒进行宗教活动的场所。在现实生活中，宗教类建筑物通常有一种与众不同的气氛，在这种气氛中人们的精神会渐渐进入一种宁静的状态，如古寺的钟响声等，因此宗教类建筑物象征着精神或信仰上的依托。

如果来访者选择了塔这种建筑物，象征着来访者期望得到精神上的升华，因为塔是佛教里的建筑物，每一层代表着功德。

除了佛塔，还有一种塔类建筑物比较常见，那就是灯塔。灯塔通常建立在海边，给那些夜晚出海的人指明方向，因此灯塔具有指导的象征意义，象征着来访者朝着心中那崇高且具有神秘性的目标而努力。在弗洛伊德有关梦境的象征意义中，由于塔的外形与男性生殖器类似，因此还具有性的象征意义。

图书馆：图书馆是人们学习知识的场所，是人们“充电”的地方，因此具有心理能量补给的象征意义，但是这种补给是借助于外界力量的。

加油站：加油站是给汽车补给能量的地方，象征着心理能量的补给，也是一种借助外界力量的心理能量补给。此外，加油站还具有一种象征意义，那就是来访者自己已经认识到了自身力量的局限性以及补给能量的必要性。

提款机：提款机的象征意义也是心理能量的补给，但是它多了一层渴望的含义。不同的是，图书馆和加油站的能量补给是借助外界的力量，但是提款机则是借助自身的潜力，因为提款机吐出的金钱是自己劳动所得。

城堡：城堡的色调一般是暗淡的，总给人一种沉重与古老的感觉，因此具有压抑和沧桑的象征意义。城堡是欧洲中世纪的建筑物，那个时候欧洲贵族们为了争夺土地、粮食、牲口和人口，总是不断地发生战争，而过于频繁的战争促使贵族们修建越来越多、越来越大的城堡来捍卫领地，因此城堡具有封闭性和防御性，具有安全感的象征意义。

在沙盘作品中，如果来访者表示自己居住在城堡内，那么说明来访者具有强大的自我防御意识，甚至已经到达了自我封闭和与外界隔离的状态。在现实生活中，如果一个人过于强调自己的领地以及不愿意与人产生亲密的接触，说明这个人的安全感比较低，安全感与自我防御意识成反比例关系。选择城堡模型象征着来访者的心理正处于一种不安、压迫、逃避和寻求保护的状态。

桥：桥是一种接连性的建筑物，具有沟通与连接的象征意义。桥象征着来访者的生活阶段或生活方式正在过渡与改变，象征着来访者多种人格之间的联系，也象征着来访者过去、现在和未来的联系。

在沙盘作品中，如果来访者把一个人物安放在桥上，那么说明他的心理和精神状态正处于危机之中，或是他正处于关键的转变时期。如果来访者在沙盘中摆放了许多桥，说明来访者的心理状态比较压抑，渴望与周围的人沟通，也渴望获得周围人的支持和认同。咨询师应该让来访者学会释放自己的压力。

篱笆、栅栏和墙：篱笆、栅栏和墙是一种障碍性的建筑物，通常出现在房子周围，象征着来访者内心世界的开放程度以及来访者内心的安全感。例如，一些有过比较严重创伤性经历的来访者，在创建沙盘作品的时候，通常会选择许多栅栏，他们会把自己所选择的所有沙具都用栅栏维护起来，这代表他们内心安全感的缺乏，说明他们还没有从创伤经历中走出来。

❖ 物品模型的象征意义

照明物：在沙盘游戏中，照明物主要有油灯、灯笼、蜡烛或火炬等。

在现实生活中，照明物主要被应用在黑暗的环境中，而黑暗所具有的象征意义与无意识一样，代表着未知、神秘，除了会给人带来神秘感，还会给人一种阴森恐怖的感觉。因此，照明物具有希望的象征意义，可以帮助人们照明，从而战胜来自黑暗的恐惧。

在现代生活中，蜡烛已经不再用于照明，但是可以营造一种浪漫的氛围，如恋爱阶段的男女大多钟爱烛光晚餐，因此蜡烛还具有浪漫的象征意义。

乐器：音乐是人类的一种语言，主要用来表达人的情感情绪，而乐器则是表现音乐的工具，具有情感倾诉的象征意义。在沙盘游戏中，当来访者选择了一些乐器时，并不一定说明来访者会弹奏此种乐器或有弹奏这些乐器的欲望，只是为了表达出自己倾诉的渴望，希望有人能听听自己的喜悦和烦恼。如果来访者把乐器与象征自我的人物像放在一起，说明来访者倾诉的欲望正在实现。如果只是把乐器随意摆放在沙盘之中，显得有些孤独，那么说明来访者能寻找到一个合适的机会或对象来进行倾诉。

食物：食物类的沙具中比较常见的是水果。在现实生活中，人们离不开食物，食物是人们获得能量延续生命所必需的，人们通过对碳水化合物的摄取从而获得生理上和心理上的饱和感，如人在吃饱饭后总会有一种满足感。

在沙盘游戏中，食物象征着成就感，是来访者对自身努力结果的期待，同时象征着来访者在物质上的追求以及精神需求的匮乏等。

家具设备：家具设备主要包括柜子、床、锅碗瓢盆等，家具数量的多少与摆放的位置可以反映出来访者内心的丰富程度和秩序状态。有些家具，如床、椅子等是用来休息的，因此象征着来访者内心的疲惫感。

镜子：古语说：“以铜镜为鉴，可以正衣冠；以人为鉴，可以知得失；

以史为鉴，可以知兴衰。”在现实生活中，镜子可以真实地反映出我们的面貌，从而为人们的梳洗打扮提供借鉴，因此镜子具有借鉴、参考、真实、纯洁、启蒙和自我反省的象征意义。如果来访者在沙盘作品中摆放了镜子，说明来访者正在进行自我审视，也说明了来访者对自己的迷恋和欣赏。

由于镜子可以反映出照镜子者的真实面貌，因此还具有正直、分辨是非的象征意义，如在白雪公主的童话故事中，继母王后总是向一面具有魔力的镜子问一个问题：“镜子，镜子，这个世界上谁最美丽？”而镜子也总会诚实地回答道：“白雪公主。”

武器：常见的武器有剑、弓箭和枪支等，象征着攻击性和矛盾心理，这些武器是自我保护和防御的象征，说明来访者正处于一种比较愤怒或焦虑的状态。

武器所具有的象征意义不能仅从负面进行分析，就好像暴力一样，也有其正面的一面，如用武器或暴力来捍卫真理等。

❖ 自然景观模型的象征意义

沙盘作品的创造实际上就是内心风景的展现，因此来访者在进行沙盘游戏的时候很有可能会需要一些常见的自然景观，这些常见的自然景观总会以背景的模式出现，却是不可或缺的一部分。

太阳：对于生活在地球上的人们来说，太阳代表着光明与热量，人们离不开太阳，因此太阳的自然景观象征光明、活力和勇气。在中国传统文化中，太阳在阴阳变化之中属于阳，而阳又有男性的象征意义，因此太阳也是男性本原的象征。

月亮：在漆黑的夜晚，月亮是夜空中最受瞩目的一颗星球。但是月亮的光芒是柔和的，不像太阳那么耀眼，让人无法直视。在中国传统文化中，月亮在阴阳变化之中属于阴，而阴又有女性的象征意义，因此月亮也是女性本原的象征。由于月亮总是在夜晚出现，而夜晚总与黑暗联系在一切，因此月亮有时候也会成为“黑暗面”的标志。

月亮不像太阳每天都会出现在天空中，有的夜晚是没有月亮的，而且月亮有圆缺的变化，因此月亮还有易变、反复无常的象征意义。

繁星：在夜晚，有的星星可以为行人指引方向，因此具有向导和守护神的象征意义。在一些神话故事中，人们通常认为星星就是神灵的眼睛，因此具有宇宙能量的象征意义。在沙盘游戏中，有的来访者会用星星的玻璃球体放在沙盘内，这样会让河道变得色彩斑斓，这个时候星星就象征希望、智慧和喜悦。

森林：在现实生活中，森林并不是一个适宜人们生活的场所，因为在森林中潜藏着许多危险，这种危险不仅来源于凶猛的野兽，也来源于那些看不见的微生物。在人类的许多早期文明中，通常都是大河文明，但这些大河文明一般不会建立在森林之中。在森林之中，不可预料的因素太多了，总会让人产生一种迷茫和不安的感觉，因此森林象征着集体无意识、黑暗和未知。

如果来访者选择了原始森林作为背景，那么就具有阴暗、深沉、根深蒂固的生殖力的象征意义。森林之中很少有人居住，虽然对人类而言是危险的，但也是一个不被人世所污染的世外桃源，因此森林对人有着强烈的吸引力。

山岳：山是自然界中一种十分常见的存在，虽然与大地连接在一起，但是由于其所拥有的高海拔，在人们的眼中山顶是与天更近的地方，因此山是天地相互交汇的地方。山，尤其是高耸入云的山，总是给人以神秘之感，在一些神话故事中，山通常也是神仙的居住之地，或者是世外高人修炼的最佳选择。因此，人们对山的感情通常是敬畏与神往掺杂在一起的。

如果来访者在沙盘作品中堆起了一座山，那么说明来访者已经确定了一个目标，而且心情是激动的。当来访者把一个人物类的沙具放在通往山顶的路途之中时，象征着来访者正在为实现某个目标而努力，或者象征着来访者的精神正在升华到更高的层次上。当来访者把人物沙具放在了山顶处，则象征着来访者正在取得某种重大的成就。

来访者还有可能会创建连绵不断的山脉，这象征着来访者的目标或抱负正在递增，同时也是一种自我保护的天然屏障。

还有一种山的形式比较常见，那就是假山。假山不是自然形成的，而是人工所为，因此没有山岳的宏伟壮观，不会让人产生神秘的感觉，不再具有目标或抱负的象征意义。但是假山也有山岳所没有的优势，那就是给人以玲珑、秀气之感。如果来访者在沙盘作品中创造了一幅庭院的景观，并且在景观中安放了假山，这个假山自然会赢得人们欣赏的目光，但是缺少了攀登山岳或“会当凌绝顶”的崇高、神圣、快乐的感觉。因此，象征着来访者虽然在为某个目标努力奋斗，但是这个目标并不是自愿的，而是父母或其他人代为设置的。

在一些地区，山还具有男性的象征意义，不过山谷一般被理解为女性的象征，因为山谷是肥沃和安全的。如果来访者在沙盘作品中比较重视山谷，那么说明他在寻求一种母性的庇护。

水：水是一种十分常见的事物，是生命的源泉，具有繁殖、成长、创造和潜力的象征意义。另外，水还具有女性或母性的象征意义。

水有许多种不同的形式，不同形式的水所具有的象征意义也不同，常见的有池塘、泳池的水、井水、泉水、河流、湖泊、海洋。

池塘、泳池的水所具有的象征意义是缺乏活力，这些水都是人工引进的，可以说是“死水”，不具有流动性，也不具备自我净化的能力，最容易被污染。

井水、泉水通常来自地下，给人以清凉甘甜的感觉，因此象征着精神的进化与纯洁，是乐观态度的体现。

河流通常都是流动着的，而且具有一定的连续性，象征着来访者的生命历程。

湖泊的容量比较大，因此象征着生命力的积蓄。

海洋的面积巨大，而且其中生活着许多神秘的生物，因此也具有无意识的象征意义。常言道："海纳百川，有容乃大。"海洋具有很强的包容性，因此具有母亲的象征意义。海洋还是生命诞生的摇篮，因此被赋予了诞生和再生的象征意义。

不论是哪种形式的水，都有着新生、活力、旺盛精力的象征意义，同时水象征着危险与潜在的威胁。通常，纯净的水给人以澄澈的感觉，象征着精神层面的净化。而浑浊的水则象征着心理的邪恶或压抑，说明来访者的心理存在问题。

咨询师在对水所拥有的象征意义进行解读之前，一定要让来访者对水的状态进行描述后再下定论。例如，咨询师可以问来访者，水是否是流动着的。如果来访者的答案是不流动，也不能说来访者的心就是死的，而是应该继续询问来访者认为这水是活的还是死的，或是这水代表了什么。如果来访者说水是活的，不管水是否流动，那么水都应该是活的。总而言之，应该以来访者的描述为准。

在团体沙盘中，由于沙盘是一个团体共同完成的，因此在河流创建过程中，河道会发生许多次改变，后面的团体成员或许会给首创者所创立的河流拐许多弯，甚至还会改变河流的流向。因此，咨询师应该询问首创者，了解他到底想创造一个什么样的河流，想让河流从哪里流向哪里。

沙漠：在现实生活中，沙漠是一个极度缺水的地带，很少有生命可以生活在沙漠之中，即使有生命的存在，它们也遭受着来自沙漠的严峻考验。如果来访者选择了沙漠作为背景，象征着来访者的心理是贫瘠的、危险的，他的心理状态处于无望之中。

如果来访者在沙漠的背景中放入了骆驼，说明来访者希望能够获得外界的帮助，帮助他逃离目前所遭遇的困境。因为在现实生活中，骆驼有沙漠之舟的美称，是少有的在沙漠中生存下来的哺乳动物。如果来访者把某一建筑物安放在了沙漠之上，那么这是危险的象征。如果来访者在沙漠之中创建了一片绿洲，则象征着希望、新生和力量，同时象征着来访者挑战困难的意图。

十字路：十字路象征着方向选择，说明来访者在现实生活中正面临着一种困难的选择，或是迷失了方向、对未来方向的不确定。沙盘中所出现的十字路同时也是多种选择的象征，如果每个方向都可以到达目的地，那么说明来访者正处于一种难以取舍或遭受干扰的状态。如果在沙盘之中，来访者还选择了一个象征自我的人物类模型，咨询师应该注意观察这个人物模型的摆放位置，这可以反映出来访者当前的心理状态或努力的方向。

石头：在现实生活中，石头是没有生命特征的物质。但是在中国传统文化中，石头被赋予了生命与人性，如《西游记》中的孙悟空是从石头中孕育出来的，《红楼梦》中的主人公贾宝玉是一块顽石的来世。

石头所具有的象征意义既有正面的，也有负面的。在人们看来石头具有坚韧不拔和力量的象征意义。另外，石头也象征着阻碍和羁绊，如绊脚石等。

因此赋予沙盘中石头某种象征意义应该把决定权交给来访者。如果来访者表示沙盘中所摆放的石头只是点缀，那么石头就没有什么象征意义。如果石头是作为基石而存在的，那么就有坚实基础的象征意义，也可以说明来访者的心理状态正处于不安之中。例如，有一个来访者在刚刚创建沙盘游戏的时候就选择了许多石头，并且把石头并排放在一起，然后对咨询师说："你是不是觉得我在给自己设置障碍？"这说明了来访者的不安心理，但是咨询师并没有给出直接的解释，也没有说自己的感受，实际上咨询师从这么多的石头中感受到了稳定、踏实的感觉，好像这些石头是基石一样。

如果来访者把石头作为沙盘主题的一部分，或者用石头来压倒沙盘中的人物模型，那么代表着来访者拥有巨大的压力或来访者对压力服从的象征意义。

山洞：在人类还没有学会建立房屋的时候，通常会选择山洞来休息或躲避风雨，因此山洞是古老的庇护所，具有子宫的象征意义，代表着降生、在世和源头。同时山洞给人以恐怖阴森的感觉，因此还具有阴暗、麻烦的象征意义。

❖ 常见沙盘主题的象征意义

在来访者创建完沙盘作品后，咨询师一般会让来访者对自己所创建的作品进行描述，在这个过程中，咨询师会鼓励来访者给自己的沙盘作品命名，从而展现出整个沙盘作品所具有的主题。根据这个主题，咨询师可以结合每个沙具所特有的象征意义，更准确、更全面地对来访者的沙盘进行解说。比较常见的沙盘主题有三种，即战争与和平、旅行、交流。

战争与和平：现实中的战争意味着暴力冲突，常常会伴随着伤害、灾难和死亡。所以人们对待战争的态度往往是否定的，如谴责、排斥或逃避，甚至伴随着消极的情绪，如失望、愤怒等，这是战争所拥有的消极意义。实际上战争还具有一定的积极意义，人们可以通过战争的方式毁灭罪恶或打碎落后的旧事物，从而建立公平的秩序以及新事物，因此战争还被赋予了发展、转变和成长的象征意义。

在沙盘作品中，如果来访者展现出了战争的主题，说明来访者的心理状态正处于冲突矛盾之中，来访者感到压抑，且心境不稳，希望能摆脱现状，或是把压抑的情绪情感都释放出来。此外，如果在沙盘作品的战争中出现了两军对立的局面，那么咨询师还应该询问来访者有关战争发展结果的问题，如战争的结局到底是哪一方获胜，或以和解而终结。

有一名来访者在创建沙盘作品的时候，选择了许多具有战争意义的沙具，如士兵、坦克和军用车辆等，还摆放了许多栅栏。咨询师让来访者为自己的沙盘作品想一个主题并命名，来访者选择了“冲突”这个词语，由此可见来访者正处于极大的内心冲突之中，而且具有很强的攻击性。

现实中的和平意味着安居乐业，各种各样的军事冲突已经结束，人们可以渐渐从伤痛中走出来，一切事物也开始步上正轨。和平是所有人所期望的，和平可以给人们带来安定和祥和。

在沙盘作品中，如果来访者的主题是和平，说明来访者的心理状态比较平静，其情绪状态也比较稳定，但同时说明来访者不愿意进行改变的心理状态，其心理不会因为这次的沙盘游戏而发生较大的变化。

战争与和平的沙盘主题除了可以反映出来访者目前的心理状态，还可以反映出来访者人际关系的状况以及他们在人际交往之中的方式和态度。

旅行：一个人之所以会选择旅行有时是因为对所生活的地方感觉到厌倦或不满，希望能在一个新的地方体验到新鲜感，在许多人的心中，旅行都是快乐与新奇的象征。

在沙盘作品中，如果来访者把主题设置在了旅行上，说明来访者正在追求自我实现的目标，这是他人生旅程中的一个阶段，来访者希望通过努力可以获得自己想要的东西，因此旅行的主题具有心理进步的象征意义。

交流：人与人之间的交流是现实生活中必不可少的，我们通过交流不仅可以表达自己的看法和态度，还可以获得对方的观点。交流的对象通常有四种，即家人、朋友、同事与同学、陌生人。当沙盘的主题是交流的时候，说明来访者的内心世界正处于妥协之中，也说明来访者的心理状态是矛盾的、不适应的。

第三章

默默地观察与陪伴
——治疗师扮演的角色

❖ 让来访者充分放松

一名22岁的女性小静前来进行沙盘治疗，她感觉自己最近十分迷茫和烦躁。在进行沙盘游戏之前，治疗师首先让她用手抚摸沙子并且感受沙子。在治疗师的引导下，小静的心情渐渐变得平静起来，然后她开始创建自己的沙盘作品。

小静的沙盘作品显得非常简单，她并没有选择过多的沙具，只有一个小人，一艘帆船和一座灯塔。此外，小静在沙盘中挖出了一片海，海在沙盘中央偏下的位置。小人被小静安放在了沙盘的下方，面对着大海。灯塔在沙盘右边靠近中部的位置，帆船则被安放在了海面上。

治疗师还注意到一个十分奇特的现象，那就是小人的腿部好像陷进了沙子中。虽然治疗师对这个现象比较好奇，但是依旧什么也没说，只是安静地等待小静完成作品。

等小静完成整个沙盘作品后，治疗师请小静对作品进行描述。小静说那个小人实际上就是自己，她正在看海。

听完小静的描述，治疗师说出了自己的疑问："我感觉到那个小人的腿部好像陷进了沙子中，你觉得是这样吗？"小静解释说："我觉得她的腿并没有陷进沙子中，她只是坐在海边看海而已。"

由于小静的沙盘作品比较简单，而且小静又表示那个小人是她自己，所以治疗师引导道："既然如此，如果现在你有这样一个机会，你可以对沙盘中所选择的沙具位置进行一番调整，你会怎么做？"听到治疗师这样说，小静思考了一会儿，把小人拿到了帆船上。当治疗师问她为什么这样做时，小静回答道："我觉得这样更好，与其让这个小人在沙滩上等待，倒不如让她坐上船去远航。"通过这次的沙盘治疗，小静终于知道自己与其纠结与迷茫，倒不如实际行动起来。

沙盘游戏是心理治疗的一种，除了团体沙盘治疗，在整个沙盘游戏的过程中只有治疗师和来访者两个人，治疗师所扮演的角色十分重要。首先，治疗师必须让来访者信任自己，也就是说，来访者不会介意治疗师作为观察者待在沙盘室内。如果来访者对治疗师不信任，那么就无法在治疗师在场的情况下感受到轻松自在，这样在表达自己内心世界的时候就会受到阻碍，而且在后期的描述与解释中，来访者也不会畅所欲言。

在沙盘游戏中，治疗师的态度十分重要。在来访者选择沙具和创建沙盘作品的时候，治疗师必须保证沉默的态度，让来访者进行自由的创作。但是这种沉默的态度并不是什么都不做，治疗师应该默默地观察并做记录，如记录下来访者的摆放顺序，或是哪里发生了改变，抑或是来访者选择了某个沙具，但是后来又把这个沙具放了回去。

在来访者进行描述的时候，治疗师必须持鼓励的态度，特别是面对儿童来访者的时候，尤其应该给予充分的支持，因为对于儿童来说，他们对成年人持有一种敬畏的态度，还没有发展出强大的自我，特别需要来自成年人的支持。治疗师应该让来访者知道，自己不会对他所选择的沙具或创建的沙盘作品进行批评和嘲笑，甚至连评价也不会有。

治疗师在进行沙盘解释的时候，应该把来访者的描述作为主要内容，鼓励和引导来访者看清自己所创建的沙盘世界具有什么样的象征意义，治疗师不能把自己所理解的象征意义强加给来访者。总而言之，治疗师必须学会默默地观察，并且在解释沙盘的时候给来访者以支持，不能让来访者感受到来自治疗师的威胁。

❖ 唤起情感上的共鸣

小毅是一名 11 岁的男孩，他有一个十分难以启齿的秘密，那就是他明明已经过了尿床的年纪，但是每天醒来的时候都会发现自己的床是湿的。为此，小毅十分苦恼，小毅的父母也很苦恼。小毅的父母为了能治好小毅的遗尿症想了许多办法，但是没有一种办法能起作用。小毅的父母甚至为小毅准备了一个复杂的闹钟，这个闹钟可以在小毅大约有尿意的时候响起来，及时把小毅叫醒，但是依然没有明显的作用。

小毅的母亲觉得这可能是心理方面的问题，便决定带着小毅去接受心理咨询。当小毅和他的父母走进咨询室的时候，小毅显得很不情愿，看来小毅并不想让其他人知道自己有尿床的毛病，因为这对小毅来说是一种耻辱。

治疗师为了能让小毅更快地放松下来，决定让小毅去玩玩沙盘游戏。治疗师告诉小毅，沙盘游戏可以帮助他治疗尿床的毛病。对于治疗师的说法，小毅持怀疑的态度。但是当小毅来到沙盘室之后立刻被那琳琅满目的沙具所吸引，小毅慢慢变得放松起来，不像之前那么拘谨了，小毅甚至主动向治疗师抱怨自己尿床的痛苦。小毅说他已经试过许多治疗的方式，但都不怎么管用，他甚至想放弃了。

治疗师表示他能感受到小毅的痛苦，希望小毅能够相信他，他一定可以帮助小毅摆脱遗尿症。小毅依然没有相信治疗师的话：“怎么可能？这不过是一个游戏而已，怎么能帮助我战胜尿床？”治疗师十分肯定地对小毅说：“这个游戏具有意想不到的神奇效果。而且我对沙盘游戏有着大量的研究，有许多人的心理疾病就是通过沙盘游戏治好的。所以你应该相信，沙盘游戏可以帮助你找到尿床的症结所在，这样就非常有可能治好。”

对于治疗师的话，虽然小毅还是不相信，但是他开始按照治疗师的要求去挑选沙具。小毅所选择的沙具都是士兵，这些士兵似乎被分成了两拨儿，而且正在发生冲突，小毅还选择了高高的栅栏把这些士兵围起来了。治疗师注意到，在这些士兵中还有一个伤员正躺在担架上。这些士兵被放在沙盘的中央位置。沙盘的上方，小毅放置了一只鹈鹕（鸟类的一种，传说中会用血液哺育后代，具有母亲的象征意义）。

在小毅完成这个沙盘后，治疗师问道：“我感觉你好像在营造一个打仗的画面，而且还有交战的双方。”小毅说：“是的。那个伤员就是我自己，我因为受伤了必须放弃战斗。”治疗师认为，两军交战的场景说明了小毅内心的矛盾和冲突，小毅十分想改变目前的状态。但是小毅表示那个伤兵是自己，说明他在改变现状的过程中感觉自己受到了威胁，甚至觉得自己改变现状似乎没有什么希望了。这些与现实中小毅所遭受的一切相吻合，小毅总是被遗尿症所困扰，他很想战胜遗尿症，但是所有努力都失败了，所以他感到自己从许多次的失败中受伤并且丧失了继续战斗下去的勇气。

此外，治疗师觉得沙盘上方的鹈鹕也应该重视起来。因为鹈鹕具有母亲的象征意义，或许小毅的遗尿症与他的母亲有关。据治疗师了解，小毅的母亲十分严厉，这与小毅的家庭状况有一定联系，小毅的父亲常年在外出差，与小毅的相处时间本来就比较少，所以在短暂的相处中，小毅的父亲会尽可能满足小毅的心愿。因此，小毅的母亲必须担负起对小毅的教育责任，既然如此她就必须扮演一个严厉的角色。虽然小毅母亲的这种严厉角色可以起到教育的作用，却让小毅缺乏来自母亲的温暖。

在第二次沙盘游戏中，小毅所创建的沙盘再一次说明了这个问题。

小毅这一次创建了一个马戏团的场景，在马戏团中，有一只老虎和一个驯兽师，此外还有一些观众。在创建完沙盘之后，小毅表示自己就是那只老虎，而母亲则是驯兽师。由此可见，小毅也开始发觉自己与母亲之间的关系所存在的问题。

在沙盘游戏治疗中，治疗师与来访者之间产生情感上的共鸣十分重要，当治疗师能够站在来访者的角度去感受一切时，才能了解来访者的痛苦。事实上，这一点不仅在沙盘游戏治疗中，在整个心理咨询中也十分重要。

所谓感情上的共鸣和理解的态度，并不是治疗师对来访者的遭遇或经历抱以同情或怜悯的态度。因为同情的态度会让来访者产生治疗师高高在上，比自己高一等的感觉，这会让来访者感觉到愤怒或受到侮辱。感情上的共鸣可以让来访者感受到治疗师是真正理解自己的，这样来访者与治疗师之间的心理距离就会很快拉近。

感情上的共鸣是一种很神奇的感觉，它可以让人感同身受。例如，明朝著名才子唐伯虎因为作弊案的牵连被剥夺了参加科举考试和为官的资格，这对唐伯虎来说是十分痛苦的。唐伯虎的这份痛苦从苏轼的诗句中得到了共鸣，在唐伯虎看来，苏轼就是他的知己，尽管苏轼已经作古。到了晚年，唐伯虎的身体状况变得更差。一年秋天，唐伯虎应邀去好友家玩耍，在那里他看见了苏轼的一句词："百年强半，来日苦无多。"他感觉好像遭受了电击一般，认为苏轼的这句词正好与自己的心境完全吻合，因此唐伯虎深感悲伤，回家之后就卧病不起，直至离世。

治疗师想要和来访者产生感情上的共鸣，需要具备很强的感受力，实际上这也是一名心理咨询师所必备的。虽然沙盘游戏看起来是一种有形的心理治疗方式，但是它会在无形中显示出来访者的心理状态和心理变化。

在沙盘游戏之前，一般会有一个心理咨询的过程，在这个过程中，来访者或许会向治疗师叙述自己的经历或苦恼。这个时候，治疗师必须认真倾听，不仅要听来访者叙述的内容，还要认真观察来访者的神态变化。只有这样，治疗师才可以感受到来访者的情感。

在沙盘游戏中，治疗师要做的就是一个默默的观察者。因为在沙盘游戏的治疗中，治疗师保持沉默的态度往往很难。这个时候，治疗师必须做好记录，如记录下来访者在选择某个沙具时的表情是什么，是兴奋的还是平静的。在来访者把某个沙具摆放在沙盘上时态度是果断的还是犹豫的，是郑重的还是随意的。治疗师还应该记录下自己对来访者所摆放沙具的感受，这些在以后的解释中都是非常有价值的第一手资料。

此外，有的来访者或许会在创建沙盘的过程中，和治疗师说话或询问问题。这个时候，治疗师需要打破沉默，给予来访者一定的回应，但是这个回应必须是简短的。之后，治疗师要回归到之前沉默的状态。

如果治疗师的话过多，势必会影响来访者的创作，从而阻碍来访者在沙盘中展现出自己的潜意识。治疗师尤其不能向来访者讲解某个沙具的象征意义，因为这会阻碍来访者选择某个沙具。例如，在一次团体沙盘游戏中，一个人总是选择蛇、蜈蚣或蝎子之类的沙具，但是当他知道了此类沙具所具有的象征意义不太好后，他在下一次团体沙盘游戏中就会避免选择此类沙具。

在沙盘游戏治疗中，治疗师虽然需要对来访者创造的沙盘作品所具有的象征意义进行解释，但是也应该尊重来访者的个人意愿，因为来访者对某个沙具所具有的象征意义或许有自己的理解，而来访者所赋予的这种象征意义来自自己的个人经历。

沙盘游戏治疗之所以会产生神奇的效果，除因为沙盘会展现出来访者的心理状态外，还可以让来访者自主地解决问题，这是来访者在多次的沙盘游戏中可以体会到的心理变化。

小毅为了能治好遗尿症，接受了第三次沙盘游戏治疗。这一次，小毅创建了一个与以往完全不同的沙盘景象。他精心地挖了一条通道，然后把一些汽车放在了通道上，所有的汽车看起来都非常有秩序，而且还有交警。

这次的沙盘游戏说明小毅已经放弃了之前的攻击性，他内心的矛盾冲突有所缓解，内心的秩序开始变得井然有序起来，而小毅的遗尿症也逐渐痊愈了。

通过沙盘游戏，治疗师可以了解来访者的心理世界。在后面的解释中，如果治疗师可以准确地对来访者的心境进行解读，那么来访者一定会信任治疗师。总而言之，通过对沙盘作品所具有的象征意义的了解和解读，可以帮助治疗师与来访者产生情感上的共鸣。

❖ 不要急着解释与评价

在有些沙盘游戏治疗中，治疗师需要在来访者完成沙盘作品后立即进行象征意义的解释，但是这种方式并不适合所有的来访者。对于一些来访者而言，延迟的解释能取得更好的效果。延迟的解释一般发生在治疗结束后几个月，在沙盘游戏完成后，治疗师会拍照供双方保存。几个月后，治疗师可以让来访者拿出沙盘照片观看，并且注意所有照片中的关键细节，从而让来访者反省自己，使治疗的效果进一步得到强化。

事实上，来访者在接受心理咨询或心理治疗的时候都会面临一定的心理压力，这种压力容易形成心理阻抗。而沙盘游戏疗法则是以游戏的方式进行，所以来访者的心理压力会得到一定程度的缓解。在没有心理阻抗的情况下，来访者更可能通过沙盘游戏呈现出自己的潜意识和心理问题。

但是当沙盘游戏结束后，如果治疗师马上对来访者的沙盘作品进行解释，并且赋予某种象征意义，那么来访者可能会比较难以接受，从而影响心理问题的解决。所以在沙盘游戏结束后，治疗师最好不要马上对沙盘作品进行解释，而是选择往后延迟一段时间，最好是抱着欣赏的态度，不进行任何形式的评判。

如果治疗师对来访者的沙盘作品进行了过早的象征意义解释，可能会导致两种结果。一种结果是如果来访者的自我不够强大，来访者会把治疗师看成权威的象征，治疗师的所有解释都会对来访者产生暗示性的作用，这会影响来访者展现自身真实的心理状态。另一种结果是如果来访者的自我过于强大，那么势必会对治疗师的解释产生怀疑。特别是当来访者认为治疗师的解释是错误的，是不合自己心意的，来访者就会对治疗师产生不信任感，从而产生心理阻抗。此外，治疗师还应该注意自己的解释是否在来访者的心理承受范围之内。

心理问题虽然与身体健康问题不同，但也有相似之处。当一个人的身体健康出现了小毛病之后，一般可以依靠自己的免疫力抵抗。实际上，人的心理也有免疫力，这种心理免疫力可以帮助人们战胜一些心理问题。而对治疗师而言，他们应该相信每个来访者都有自己处理创伤或心理问题的方式。在沙盘游戏中，治疗师所扮演的角色与苏格拉底所说的“精神助产”相似，让来访者自己意识到问题的存在并且自己解决，而治疗师只是起到积极引导的作用。

苏格拉底的母亲是一个接生婆，在苏格拉底的童年记忆中，他总是跟着母亲去别人家接生，苏格拉底会帮助母亲打打下手。这段经历在苏格拉底的记忆中留下了十分深刻的印象。后来，苏格拉底从助产中获得了启迪，并且创立了一种新的教育方法，也就是“精神助产”，而苏格拉底则称这种教育方式为“产婆术”。苏格拉底曾经对自己的朋友叙述了精神助产术的来源：“我的母亲是一名产婆，我从她那里学习到了接生的技术。不同的是，母亲是肉体的接生者，而我是智慧的接生者。”

在苏格拉底所生活的雅典时代，人们普遍认为智慧是与生俱来的。但是苏格拉底认为，知识和美德需要通过后天的教育获得，教育的唯一困难是找到一个既能够懂得美德又能将美德教给其他人的教育者。虽然苏格拉底谦虚地认为自己并不具备这种资格，但是他情愿尽一个社会道德教育者应尽的义务。

因此，苏格拉底总是和年轻人打交道，企图通过教育引导他们形成美德。在长期的教育实践中，苏格拉底形成了一种十分独特的教育方式。这种教育方法的基本原则是：回答问题必须干脆利索，保证答案的简洁明了。

苏格拉底还规定在回答对方所提出的问题时，不能提出别的问题，也不能反对对方的提问方式。当然，两人可以互相提问，这必须在双方都认可的前提下。这种教育方式实际上就是一种互相学习的方式，可以帮助双方纠正错误的观念，并且形成新的观念。

苏格拉底之所以把这种教育方式称为“产婆术”，是因为整个过程与产婆帮助孕妇产下婴儿十分相似。这种教育方式主要有四个步骤。第一步是讥讽，也就是通过不断提问的方式，让对方进入自相矛盾的状态，最终承认自己对这个问题一无所知。第二步是助产，也就是帮助对方抛弃原来错误的看法和观点，找到正确的观点，也就是帮助对方认识到真理的存在。第三步是归纳，也就是从个别事物中找到共性，如通过对个别善行的分析比较从而找到普遍的美德。第四步是定义，即把单一的概念归纳到一般的范畴中去。

小洁是一名教师，今年 30 多岁，她最近总是感到很累，是一种心理上的累，睡眠质量不好，白天的精神状态也很萎靡。小洁想通过沙盘游戏的治疗改变自己目前这种疲惫的状态。

治疗师了解了小洁的诉求后，让小洁自由选择沙具摆放在沙盘上。小洁的沙盘作品完成得很快，她只选择了几种沙具，即老渔翁、一些果实、一些植物、桥和小木屋。

老渔翁被放在了沙盘的中央位置，果实在右上角，中间靠上的位置挖了一条较宽的河流，河流上面架着一座桥，河流的右边有一座小木屋，河流不远处放了一些植物。

当小洁完成沙盘作品后，治疗师并没有马上对小洁的沙盘作品进行解读，而是希望小洁自己能对沙盘作品进行一番描述。小洁解释道："我之所以选择植物，是因为我看见绿色植物就很喜欢。选择果实是因为果实代表着我工作中取得的一些成就。那个老渔翁实际上是我自己，我觉得这个老渔翁的心情是非常平静的。我之所以会挖一条河，河流上面有一座小桥，河流的旁边是一座小木屋，是为了营造出'小桥流水人家'的氛围，因为我很向往这种远离繁华都市的生活。"

听完小洁的描述后，治疗师问道："那么整个沙盘作品给你的感觉是什么呢？"小洁回答道："轻松、自在、没有压力，我比较向往这样的生活。"治疗师继续问道："那么这样的生活与你现实中的生活一样吗？"小洁说："不一样。现实生活没有这么平静，有很多压力。"通过这次的沙盘治疗，小洁终于找到了自己精神不振的根源，那就是压力没有得到释放，她萎靡不振的精神状态实际上是面对压力的一种反应。

此外，治疗师注意到了右上角的果实，按理说把果实放在右上角象征着没有完成或正在奋斗的目标，小洁却说果实是自己工作中取得的成就。因此，治疗师认为那些果实摆放的位置或许还有其他象征意义。治疗师对小洁说道："如果让你把果实的位置改变一下，放到沙盘下面的位置，距离你更近的话，你会有什么样的感受呢？”治疗师让小洁把果实的位置改到下面是因为下面代表着过去，如果把果实放在下面，更符合小洁所说的过去所取得的成就。

对于治疗师的问题，小洁思索了一番后说：“我不想把果实放在下面，这样我会感觉很不舒服，好像自己看不见果实了一样。”小洁的这番话立刻让治疗师意识到问题所在，小洁觉得把果实放在距离她远的地方更舒服，近的地方反而感觉不到果实的存在了，这或许说明，在小洁的工作生活中，她忽略了眼前所取得的成就，这可能也是压力的来源。

总而言之，治疗师在对来访者的沙盘作品进行解释的时候，一定要避免将自己的看法强加给来访者。治疗师应该采用延迟性的解释，对沙盘作品尽可能少地进行分析，因为过多的分析会阻碍来访者潜意识的暴露，同时会让来访者产生不安的心理。治疗师应该相信来访者所拥有的心理自愈能力，把心理问题的展现与解决的主动权交到来访者手中。治疗师还应该避免对来访者的沙盘作品给予评价，尽量保证客观中立的态度。

❖ 请把自己的心放空

小贝曾经接受过一次沙盘游戏治疗，她深深感觉到了沙盘游戏治疗的神奇，因此她专门参加了有关沙盘游戏的培训。在一次培训中，一位学习者刚刚摆好沙盘，其他参加培训的人纷纷过来围观，其中一些对沙盘游戏有所了解的人立刻开始给这个学习者进行解释和评论，甚至还讲了许多意象和象征的道理。

就在所有人都热烈地讨论时，小贝对那名学习者说：“你能描述一下你的沙盘吗？我想听听你的看法。”学习者说：“我所摆放的沙盘主题是

《兰亭集》。”小贝好奇地问：“为什么是《兰亭集》呢？”小贝的这个问题立刻引来了学习者滔滔不绝的叙述：“我记得在上小学的时候，老师留了一项背古文的作业，但是我怎么也背不下来，我很难过，甚至都哭了。我爸爸知道后就说：‘没关系，我和你一起背，一晚上的时间肯定能背下来。’在爸爸的帮助下，我终于背了下来。第二天上课的时候，老师果然提问了，但是许多同学都背不下来，只有我一个人会背诵。老师当时就表扬了我。就这样，我学习古文的动力和热情一下子高涨了许多。每一次学习古文的时候都可以背诵下来，考试成绩也不错。所以每次老师都会当着全班同学的面表扬我，我自己也很有成就感。可以说，从小到大古文都是我的强项。”

当这名学习者回忆完毕后偷偷地对小贝说：“以后再来参加训练的话，我摆的沙盘一定让你来解释，不会找其他人。”小贝问道：“为什么？”学习者回答道：“因为其他人根本就不懂沙盘。”

这一次的经历告诉了小贝，沙盘游戏治疗最重要的角色应该是来访者自己，应该把主动权交给来访者。如果治疗师急于向来访者表达自己所看到的沙盘作品的象征意义，反而会抑制来访者主动表达自己的感受，也会忽略来访者对沙盘作品的理解，不利于治疗师与来访者之间产生情感上的共鸣。

表面上看起来沙盘游戏疗法十分简单，而且能取得不错的效果，只要治疗师能了解沙具以及沙盘各个位置所具有的象征意义就可以了，但事实并非如此。虽然一些沙具具有普遍的象征意义，这也是一名治疗师应该掌握的，但是因为每个来访者的经历和感受是不同的，他可能会给某个沙具赋予不同于普遍象征意义的特殊象征意义。而且治疗师对来访者沙盘作品的解释和解读往往跳不出自己的经验投射或理论思维。或许治疗师理解的和解释的并不是来访者想要表达的，与来访者的感受或潜意识毫无关系。如果治疗师随便对来访者的沙盘作品做出解释，势必会引起来访者的反感和阻抗。

当来访者完成了自己的沙盘作品时，治疗师应该引导来访者放空自己，留一点儿时间让来访者安静地体验自己的内心世界。例如，治疗师可以对来访者说："这是你自己所创造的世界，也是你内心世界的展现。你可以用一点儿时间在自己的世界中感受一番，不仅仅是用眼睛看，还需要用心去感受。"

这是一个沉默的阶段，来访者和治疗师都会因为这个短暂的沉默而更加深刻地理解面前的沙盘作品。不论来访者的沙盘作品怎样，即使在治疗师的心中是混乱的、庸俗的、不舒服的，治疗师也应该抱以尊重和欣赏的态度，让来访者感觉到治疗师会无条件地接受和关注自己的沙盘世界以及投入的情感。切记，治疗师不能给予任何形式的评价，不论是积极的还是消极的，这会阻断甚至影响来访者探索自己的潜意识。

通常情况下，沙盘作品被看作来访者潜意识的心理产物。虽然在现实生活中，我们无法感知到潜意识的存在，但是潜意识和我们的生命紧密相连，与自己的人生轨迹相连。

从潜意识的角度来看，沙盘世界与梦的世界在本质上是相同的，但是也有不同之处。在梦的世界中，我们的自我意识处于沉睡的状态，不会对梦境主动地干预和破坏。但是沙盘游戏不同，在沙盘世界中，不论是治疗师还是来访者都处于清醒的状态，自我意识随时都有可能因为自我保护而干扰和破坏潜意识的展现。

在沙盘游戏中，来访者虽然会展现出自己的潜意识，但是同样会被自我意识所主宰。因此，当来访者体验自己沙盘作品的同时，会本能地、下意识地用语言把自己的想法表达出来，针对沙盘作品给出自己的诠释。这个时候，治疗师应该给来访者一些回应，但是这些回应并不是对来访者的情绪、情感做出诠释和提出建议，只是一些很简单的语言回应，不会起到引导或暗示的作用。因此，作为沙盘游戏的治疗师，应该时刻与做出诠释的冲动相抗争，做到非语言、非指导、不诠释、不动妄心地去理解。

这种理解不仅仅是理性认知层面的理解，而且是已经能够真实地感受到来访者的潜意识世界。例如，一名抑郁症来访者非常喜欢待在黑暗的屋子中，长时间缺少阳光的照射很容易抑郁，可是这名来访者就是不肯出来晒太阳。这个时候，如果治疗师只是从理性认知的角度去看，就应该让来访者接受阳光照射，因为这对来访者有好处。如果真的这样考虑，证明治疗师并没有真正进入来访者的潜意识世界。这个时候，治疗师应该与来访者共同感受黑暗的世界。因为来访者之所以会选择待在黑暗之中，选择抑郁，一定有生命深处更根本的需求或理由。治疗师一定要努力感受和体验来访者的潜意识世界，不要妄图按照自己的逻辑对来访者加以指导。

一个年轻的和尚，自以为学有所成，就到远近闻名的老和尚那里求法。老和尚知道了年轻和尚的意图后，热情地接待了他并且请他坐下喝茶。老和尚端起茶壶往茶杯中倒水，杯子中的水满了，甚至已经开始溢出来了，但是老和尚好像没有察觉一般，依旧往茶杯中倒水。见到此景，年轻的和尚坐不住了："满了！满了！不要再往里倒水了！"老和尚平静地说："我知道已经满了。你说你到我这里虔诚求法，但是你的心就好像这个已经倒满水的杯子一样，是满满的。既然你的心空不下来，我所说的法，你又怎么可能听进去呢？"

当一个人有了一定的人生阅历之后，往往会用已知经验来看待事物和解决问题，这固然可以帮助我们以最快的速度了解事物并解决问题，但是同时会因为刻板印象而产生阻碍的作用。正是因为这种认知规律，便有了心理投射的现象。这种心理投射也被称为孕妇效应，意思是一个女性怀孕之后，就会发现生活中原来有这么多孕妇。孕妇效应通常是指，当某个人拥有某个特征时，就会注意到其他人是否也拥有此项特征，从而发现许多与自己类似的人。也就是说，我们所看到的一切不过是心理的投射。

在沙盘游戏中，治疗师必须抛弃自己的经验，把自己的心放空，只有这样才能真正感知来访者的感受。例如，有一个来访者在摆放沙具的过程中，选择了一个大红苹果。在沙盘游戏结束以后，治疗师问道："你为什么会选择这个苹果？"来访者立刻纠正道："这不是苹果，是太阳！我想在这里放太阳，可是我发现沙具中没有太阳，就选择了一个大红苹果来代替太阳，因为它与我心中的太阳比较相似。"

某个沙具或事物虽然具有鲜明的象征或寓意，但是这并不是一成不变的，有时候，它也可以不是它自己。关键在于来访者给它赋予了怎样的意义与理解。如果治疗师带着经验去解读来访者的沙盘作品，就会想当然地先入为主，用自己特有的思维模式进行思考或判断。

身为沙盘游戏的治疗师，要把心放空，参与到来访者的沙盘游戏世界的构建与感知之中，这就好比抱着面对一颗成长中的种子的态度来对待治疗，治疗师唯一要做的就是观察种子的生长状态，并且选择合适的时机浇水和施肥，而不能揠苗助长。也就是达到一种"无为"的状态。

❖ 拆除沙盘作品

一般情况下，个体沙盘游戏治疗的时间是 50 分钟，大部分来访者都可以在 15 ~ 30 分钟内完成整个沙盘作品，采用湿沙盘的来访者一般会比采用干沙盘的来访者需要更多的时间。在沙盘游戏治疗结束后，就是拆除沙盘的过程。沙盘游戏的结束方式有两种，即自然结束和非自然结束。

所谓自然结束，就是来访者采用语言表达或非言语的行为告诉治疗师他已经完成了沙盘作品，这属于正常的情况。

在此之前，治疗师一直观察着来访者的一举一动。之后，治疗师就会和来访者一起解读沙盘作品的象征意义。这个解读的过程是和来访者一起感受和体验沙盘中的意义，并不是采用询问、解释和评价的方式。

非自然结束情况的发生，通常是因为两种意外导致的。一是时间因素，沙盘游戏治疗是有时间限制的，如果来访者在规定时间的前 5 分钟还没有要结束沙盘游戏的迹象，那么治疗师就会采用适当的方式进行提醒，让来访者知道时间快到了，他需要在 5 分钟内尽快结束。二是来访者自身的“过激”反应，因为在沙盘游戏中来访者会下意识地展现自己的潜意识世界，其中可能有来访者无法承受的创伤性体验。这个时候治疗师就要采取外部干预的方式来阻止来访者继续进行沙盘创作。

在非自然的结束中，虽然治疗师会尽量照顾来访者的情绪，但是依然会不可避免地让来访者体会到某种挫败感，这需要治疗师后期进行细致的处理。例如，在沙盘游戏中很容易出现“移情”的现象，有些来访者在“移情”的影响下会制造一些与治疗师相处的时间，不想离开沙盘游戏室。这个时候治疗师就需要考虑针对移情的现象进行分析治疗，把来访者的注意力转移到其他方面。

在沙盘游戏结束后，治疗师应该对来访者的沙盘作品进行多角度拍摄，这样可以对来访者的沙盘作品进行完整的记录和保存，有利于日后的分析和研究。这个拍摄的过程不仅可以让沙盘作品在来访者的心中留下深刻的印象，同时让来访者体会到一种神圣和庄重感，是对来访者的创造的尊重。

在沙盘游戏结束后，对于沙盘作品的处理方式，有两种不同的观点，其中一种观点认为不应该由来访者拆除沙盘作品，另一种观点则认为应该由来访者自己亲自拆除沙盘作品。不同观点各有各的理由。

持第一种观点的理由是，沙盘作品是来访者自己创造的，代表着来访者的能力以及内心世界，如果让来访者亲自拆除自己的沙盘作品，势必会产生不舍的心理，从而产生不安，甚至会影响下一次沙盘治疗。有的来访者也表示，他虽然知道他的沙盘作品一定会被破坏，但是宁愿让治疗师来做这个工作，他也不愿意亲自拆除。

持第二种观点的理由是，因为创造和拆除的工作是相辅相成的，创造沙盘是为了让来访者展现内心世界并且解决问题，让来访者的内心世界恢复平衡与协调的状态。而拆除沙盘是为了让来访者消除过去经历的影响或是弥补自己失去的信心，同时让来访者感受到珍惜和尊重，给来访者一种现实感和神圣感。

这两种不同的观点各有各的立场，那么治疗师应该选择哪一种呢？这个决定权依旧在来访者自己手中，也就是要征求来访者的个人意愿。如果来访者表示他不愿意亲手拆除沙盘作品，那么治疗师需要告诉来访者："虽然你不愿意亲手拆除自己的沙盘作品，但是当你离开之后，我也会把它拆除。"

治疗师不能在没有征求来访者意愿的前提下，就当着来访者的面把他的沙盘作品拆除。因为在沙盘游戏的过程中，来访者在沙盘中付出了自己的心血和感情，沙盘是来访者的内心世界，来自他的内心深处，应该受到治疗师的尊重。在"沙盘拆除"的问题上，治疗师一定要重视起来，如果处理不当，势必会给来访者的心理造成影响，给整个沙盘游戏治疗带来负面的影响。

在某幼儿园的沙盘游戏室内，老师陪着孩子一起做沙盘游戏。一个小女孩玩得十分投入，在沙盘上创建着属于自己的世界。可能是这个孩子太投入、太认真了，所以动作就变得慢了一些，直到下课才刚刚完成整个沙盘作品。陪同这个小女孩一起进行沙盘创作的老师眼看着快要下课了，就连忙拆除小女孩的沙盘作品，把沙盘中的玩具都收了起来。这时候，那个平时性格温顺的小女孩愤怒地朝着老师大喊："你不要动我的沙盘！"这个时候，老师才意识到自己所犯的错误。

如果来访者真的不愿意亲手拆掉自己的沙盘作品，那么这个工作自然由治疗师来完成。治疗师在拆除来访者的沙盘作品之前，可以先让来访者的沙盘作品保持不动，看着来访者的沙盘作品慢慢回忆整个治疗的过程并与记录相对照，看看自己在观察的过程中是否有什么遗漏，这对下一次的沙盘游戏治疗有一定的作用。

如果治疗师的时间比较紧张，不允许这样做，这种情况一般发生在下一位来访者前来接受治疗的情况下。这个时候，治疗师可以用一块布将来访者的沙盘作品遮盖起来。这样不仅可以防止上一位来访者的沙盘作品对下一位来访者的创作热情产生影响，还可以让治疗师有充足的时间来拆除来访者的沙盘作品。

如果来访者表示愿意亲自拆除沙盘作品，那么治疗师应该引导来访者先拆除沙具，因为这是沙盘作品中最重要的部分。当来访者拿掉第一个沙具的时候，治疗师应该问一问来访者是否需要他的帮助。虽然有些来访者表示需要治疗师提供帮助，但这只是极少数。对于大多数来访者而言，他们既然已经接受了沙盘治疗，其心理状态通常是比较平和的，所以完全可以自己完成拆除的过程。在拆除的过程中，治疗师依然扮演着观察者角色。

沙盘拆除工作是每一次沙盘游戏治疗都应该完成的，但是沙盘游戏治疗究竟应该进行多少次才可以结束呢？这应该根据来访者的具体情况来考虑，治疗师想要了解来访者的情况是否可以结束沙盘游戏治疗了，必须注意观察来访者的沙盘作品的变化。

有的来访者会在第一次沙盘游戏中展现出内心世界的矛盾和停滞，这些都是消极的心理状态，常见的沙盘场面有沙漠、人与人之间的战争等。当来访者以后的沙盘作品中没有了这些元素，那么说明他的内心世界已经开始朝着积极的方向发展。也就是说，如果治疗师感觉到来访者的沙盘世界是平和的，那么沙盘游戏治疗的效果就达到了，也就意味着沙盘游戏治疗可以结束了。

此外，还有一种情况比较常见，那就是在来访者的沙盘作品中找不到象征自己的存在，如找不到人物的沙具等，这说明来访者的自我意识处于一种封闭的状态，来访者不愿意展现和走进自己的内心世界，不愿意了解自己，甚至对自我产生了排斥。如果在后期的沙盘游戏治疗中，来访者出现了象征自己的人物模型，那么说明来访者已经开始正视自己的心理问题，开始接纳自我，这是一种积极的变化。当来访者对自我的评价变得正面积极的时候，也就意味着沙盘游戏治疗的成功。

第四章

内心世界的投射
——个体沙盘

❖ 何时开始沙盘游戏

小诺是一名大学生，即将面临毕业，小诺知道自己是一个十分敏感且自卑的人，总是容易陷入抑郁的状态。他了解自己所面临的心理问题，所以一直想要解决，但是几次心理咨询都没有产生很好的效果。因此，小诺开始研究心理学，后来小诺了解了沙盘游戏疗法的存在，知道这种游戏的治疗方式往往可以取得不错的效果，于是决定试一试。在一次心理咨询中，他直接向治疗师提出了进行沙盘游戏的要求。

沙盘游戏作为一种有效的心理治疗方式，通常被安排在几次心理咨询之后进行，因为来访者和治疗师需要建立起基本的信任关系，而信任的建立需要花费一定时间。当然也有例外，如案例中的小诺。也就是说，如果来访者对沙盘游戏疗法有所耳闻，并且一开始就要求治疗师采用沙盘游戏疗法的话，那么治疗师可以满足来访者的要求。

如果来访者和治疗师之间并没有建立起一定的信任关系，治疗师就不能建议来访者进行沙盘游戏治疗。虽然在心理咨询的关系中，治疗师和来访者之间的地位是平等的，但是在一般来访者的心目中，治疗师依然扮演着权威的角色，来访者会迫于压力答应治疗师接受沙盘游戏治疗，这样不利于沙盘游戏治疗达到预期的效果。

在成人的心理治疗中，很少有成人会主动提出进行沙盘游戏，一方面是不了解，另一方面是因为在大多数成人的心中，沙子和玩具都是孩子们玩的，他们的年龄已经不适合了。所以治疗师需要在信任关系建立以后，向成人推荐沙盘游戏治疗，并且让成人认识到沙盘游戏治疗的过程可以给来访者带来丰富的经历。治疗师可以向来访者讲述有关沙盘游戏治疗的优势，从而让来访者对沙盘游戏疗法产生一定的积极期待。在说服的过程中，治疗师可以采用举例子的方式，如对来访者说："之前我接待了一个和你有着类似困扰的人，他就是通过沙盘游戏来发现自己的心理问题并得以解决的。"

治疗师在决定说服来访者接受沙盘游戏治疗之前必须弄清楚几种常见的状况，也就是说，只有当来访者处于以下几种状况时才是最理想的、最合适进行沙盘游戏治疗的。

在心理咨询的过程中，很可能会出现停滞不前的现象，也就是说，心理治疗的进程一直无法向前推进，或许是心理问题一直没有被发现，或许是来访者不愿意表达，等等。这个时候治疗师可以建议来访者采用沙盘游戏疗法。

来访者还可能出现无法表达内心痛苦的情况。来访者明明一直被某个问题困扰着，但就是无法用语言准确地表达出来，而治疗师也无法了解和体会。这个时候通过沙盘游戏来表达就是最好的选择了。

小诺在开始进行沙盘游戏的时候并没有马上选择沙具，而是把沙盘左下角和右下角的沙子往中间位置堆，似乎想堆出一座山，之后小诺果然堆出了一座山。在堆好一座山之后，小诺用手把左下角和右下角的沙子抚平了。

在创建完山之后，小诺开始选择沙具。他先拿起了一座钟，并放在了山的下面，而且钟的下半部被埋在了沙子中，后来他又挑选了两只鸟放在钟的两边。之后，小诺选择了一些栅栏放在那座山的周围并告诉治疗师他完成了沙盘作品。

这个时候，治疗师请小诺给自己的沙盘作品起一个名字，小诺说："就叫《无人岛》吧。"因为小诺沙盘作品的主题是无人岛，而且小诺的沙盘中心位置又是一座山，山的周围又有些栅栏，所以治疗师以试探性的口吻问道："你所说的'无人岛'是不是代表着自己目前的心理状态？"小诺回答道："是的，自从上大学以来我就没有交过一个知心的朋友。"

在沙盘游戏治疗中，如果来访者对沙盘游戏有一定的了解，那么治疗师自然不必多言，把所有的主动权都交给来访者即可。但是对于那些第一次接受沙盘游戏治疗的成人而言，治疗师就需要对沙盘游戏进行一个简单的介绍。

治疗师需要引导来访者去感受不同粗细的沙子，并且让来访者进行自主选择，包括沙子的不同颜色，主动权也在来访者手中。然后，治疗师需要把手伸进沙子中，告诉来访者可以这样感受一下沙盘，之后再告诉来访者可以通过移动沙子来创建山或挖湖泊、河流、海洋，等等。接下来，治疗师要告诉来访者这里有许多不同种类的沙具，来访者可以自主地进行选择，当然也可以不选。最后，治疗师需要告诉来访者："你可以随意地在这个沙盘中创建一个只属于你自己的世界，不用考虑任何问题，想做什么就做什么。如果你觉得站着舒服就站着，坐着舒服就坐着。在创作的过程中，你可以选择默默创建，也可以说话或求助。"

在来访者创建沙盘的过程中，治疗师需要尽可能地保持沉默，但当来访者说话了或向治疗师求助时，治疗师必须给予语言上的回应。需要注意的是，治疗师不可以说出任何具有指引性或影响性的语言。

虽然在整个过程中，治疗师都是沉默的，但是来访者依然会感觉到治疗师的存在，所以治疗师需要保证自己与来访者的距离不会让来访者感到威胁。通常情况下，当这段距离为 1 米或 1.5 米的时候，来访者感觉最舒适。当然这只是针对大多数来访者而言，有的来访者因为心理警惕性更高，所以往往需要更大的个人空间，这个时候治疗师就需要坐得更远一些，虽然这样治疗师观察来访者的作品时会更费力，但是依然要尊重来访者的个人意愿。

有些来访者甚至会要求治疗师离开沙盘室，因为他不想其他人看见自己的创作过程，这一方面说明该来访者的心理戒备很重，另一方面说明治疗师与来访者之间的信任关系还需要进一步建设。通常情况下，治疗师应该尊重来访者的个人意愿。但是治疗师也应该做最后的争取，可以试着对来访者说："你之所以想让我离开这里，是因为不想让我看见你的沙盘作品。这样吧，我坐在距离你最远的地方，这样我保证不会看见你的沙盘作品，同时可以在你需要帮助的时候及时为你提供帮助。"

通常情况下，治疗师为了能更好地理解来访者的沙盘作品，需要在观察的过程中做好笔记，但是这也必须在征得来访者同意的前提下才可以进行。如果来访者不同意，那么治疗师就必须取消这个过程。

来访者进行沙盘游戏的初期十分重要，如果来访者能够很快进入状态，那么治疗师就可以一直扮演沉默者的角色。但是如果治疗师观察到来访者的状态非常不好，甚至有些焦虑，那么治疗师需要在适当的时候采用语言提醒的方式让来访者尽快放松下来，只有这样来访者才有可能会全身心地进入沙盘创建之中。例如，治疗师可以对来访者说："慢慢来，你不需要着急，你觉得怎么舒服就怎么来。"

当来访者进入状态之后，治疗师依旧不能放松，甚至可以说治疗师接下来的工作会变得更沉重，那就是观察，把自己的注意力放在来访者的肢体语言上，如面部表情等。有的来访者甚至会发出叹息声，这也应该引起治疗师的注意。

在观察的时候，治疗师需要对来访者摆放沙具的顺序进行记录，此外还应该记录下来访者对某件沙具的态度，因为有些沙具可以吸引来访者的注意力，有些沙具来访者虽然会拿起来，但并不往沙盘中摆放，抑或是来访者在摆放的时候显得非常犹豫，甚至会在摆放后犹豫了一会儿又拿掉。

治疗师在观察来访者的时候，一定要避免进行主观猜测，不能对来访者所挑选的沙具以及摆放的位置加入自己的看法，因为这样会直接导致治疗师对来访者沙盘作品的错误推测。通常情况下，有三种常见的现象容易导致这种错误。第一种是自己的心理投射，在来访者选择了某个沙具的时候，治疗师直接赋予该沙具属于自己的象征意义的投射。第二种是治疗师直接把沙具所具有的普遍意义安在来访者所挑选的沙具上，这种情况一般发生在治疗师与来访者之间的信任关系没有完全建立或治疗师十分精通沙具所具有的普遍意义时。第三种是治疗师与来访者的私人关系十分密切，如是朋友等。一般情况下，不论是在心理咨询中还是在沙盘游戏治疗中，治疗师与来访者在此之前的关系应该是陌生人。如果来访者的朋友想要进行心理咨询或沙盘游戏，治疗师会向来访者推荐其他的治疗师。这是因为在心理咨询或沙盘游戏的过程中，如果来访者和治疗师之间的关系比较熟络，那么治疗师就有可能根据自己对来访者本人以及他的经历的了解而妄下论断。

❖ 解读自己的沙盘作品

小赵是一名 35 岁的女性，因为感情问题、婆媳关系不和、经济压力大等心理问题接受心理咨询。在心理咨询的过程中，小赵告诉治疗师："我和丈夫以前的感情一直很好，但是最近一段时间我的丈夫有外遇了，我们两个人之间的婚姻也变得名存实亡，我们甚至打算离婚，而且我和我婆婆之间的关系并不好，所以她也很支持我们离婚。但是这几天，我丈夫却突然恢复正常了，每天按时回家，而且对我的态度也明显改善了。由于之前的外遇问题，即使丈夫有所改观，我也觉得我们之间的关系不如从前了，我总觉得自己与丈夫之间有层隔膜，我无法对他产生信任，觉得他对我好只不过是在做做样子。可是丈夫态度的转变又让我之前那种坚决离婚的心态发生了改变，毕竟我和丈夫之间的婚姻关系已经维持了好几年，突然一下子放弃，选择离婚，还是有点儿舍不得。可是这种两难的选择处境却让我变得很困惑和痛苦，我每天晚上都会失眠。”

后来，小赵接受了沙盘游戏治疗。小赵在完成自己的沙盘作品以后，治疗师请她为自己所创建的沙盘制定一个主题，小赵给自己的沙盘作品命名为《水果之家》。然后治疗师对小赵说：“这个沙盘世界是完全属于你的，所以你可以多花费一点儿时间去感受这个世界，它可以让你的心灵得到一次深刻的体验。在这个感受的过程中，你可以选择沉默不语，也可以随时说出你的感受。”

小赵在沉默了一会儿后对治疗师说：“我对自己所创建的这个沙盘作品十分满意，因为我感觉我所摆放的每个玩具之间谁也不和谁亲近，当然它们之间的距离也不是十分遥远，我觉得这是一个恰当的距离。”

治疗师对小赵说：“你是否觉得这种距离与你现实生活中的人际关系的状态十分相似？”小赵回答道：“好像真的是这样，不论是我现在的家庭还是父母的家庭（原生家庭），我与其他人之间的关系都是这样的，不是那么亲近，但也不疏远。”

治疗师继续问道：“那你能告诉我海豚上方的电子表给你的感受吗？”小赵：“嗯，我感觉这个电子表会让我感到紧张，它同时代表着我紧张的状态。”治疗师：“那海豚旁边的木梳呢？”小赵：“我觉得木梳代表着梳理，是有条理的象征，因为我觉得自己心里最近挺乱的，想要梳理一下内心。”

之后，小赵在治疗师的引导下一一给所摆放的沙具赋予了各种象征意义。小赵说自己选择算盘这个沙具是因为她认为算盘代表着金钱，在现实生活中，小赵是做生意的，她想要扩大经营，但是因为本钱不够而苦恼，这个算盘代表着小赵对金钱的关注。在所有的沙具中，只有一个沙具与小赵所起的名字有关，那是一个西瓜，小赵认为西瓜可以解暑，给人带来凉爽、舒适的感觉。

此外，在所有的沙具中有两个人物形象，其中一个是躺着的，另一个是站立的，站着的小人拿着枪，面前还有一道小小的栅栏。小赵解释说，那个躺着的小人是她的朋友，而那个站着的小人是她自己。当治疗师问她为什么要选择一个拿着枪的小人时，小赵解释说，因为枪象征着强大，可以保护自己。治疗师认为，这说明小赵是一个防御心理很强的人，不只是拿着枪的小人，还有那个放在小人面前的栅栏也说明了这一点。由此可见，在日常的人际交往之中小赵会主动与他人保持一定的距离，没有建立起十分亲密的关系，也不喜欢主动与其他人进行接触。

在小赵对沙具进行解读的时候，其中一个沙具引起了治疗师的注意，倒不是这个沙具有什么特殊之处，而是因为小赵给这个沙具赋予了家的意义，这个沙具是一面镜子。小赵说，她平时十分喜欢照镜子，而且这个镜子十分漂亮，她很喜欢，所以小赵就把这面镜子放在了沙盘中央，还在周围画了一个圆圈。这说明，在现实生活中小赵是一个懂得自我欣赏的人，但是小赵对自己的认识并不是很清晰，因为她很渴望从其他人那里得到回应和关注。

治疗师认为虽然小赵所摆放的沙具并没有什么联系，看起来十分松散，就连主题也不是那么贴切，但是投射出了她目前的心理状况。由于小赵所咨询的问题主要和婚姻以及夫妻情感有关，所以治疗师引导小赵，如果她还想挽回这段婚姻关系，就要试着改变自己，让自己与丈夫之间的关系变得更亲密一些，试着发现丈夫的优点等。

在创建完沙盘作品之后，就是体验和解读的阶段了。体验的阶段十分重要，治疗师引导来访者体验自己的沙盘作品，这个过程表面看起来是沉默的，实际上不亚于来访者对沙盘作品进行了一番重建。这个过程可以让来访者进入一个更深刻的层次，从而让来访者对自己的沙盘作品进行象征意义的解读。由于沙盘作品是来访者所创建的，属于来访者的心理世界，所以来访者对沙盘的解读以及所赋予的象征意义更加准确，而治疗师需要做的就是尊重与完全地接纳来访者的一切。

在沙盘室内，治疗师的存在对来访者来说实际上是一种外在的支持。所以在来访者体验沙盘作品的时候，如果来访者选择了说话，那么治疗师应该给予一定的回应，但是这种回应是非常简短的，不会给来访者造成引导性的影响。当然，来访者的肢体动作也很重要，尤其是带着某种情绪的肢体动作，如来访者在体验的过程中，视线一直停留在某个地方，并且出现了有些伤感的面部表情，那么治疗师可以对他说："这好像对你的触动挺深的。"这种不带任何影响的回应可以让来访者主动叙述自己的感受，这种回应不能是治疗师对来访者某种表现的解释，也不能是建议，因为这都会阻碍来访者探索自己内心世界的进程。

在体验的过程中，来访者有可能会对某个沙具不满或是认为某个沙具所摆放的位置应该变换一下，这不仅是被允许的，而且应该引起治疗师的重视。这种现象通常象征着来访者的内心世界发生了改变。

在之后的解读过程中，治疗师也应该以来访者为主。也就是说，来访者是治疗师的导游，带领治疗师感受他的沙盘世界，向治疗师介绍自己选择每个沙具的意义。由于这是一个十分主动的过程，所以并不是每个来访者都可以做到。当来访者表示为难的时候，治疗师需要鼓励来访者进行解读，让来访者尽可能地回忆起自己选择某种沙具时的场景和当时的心情。如果来访者只是带着治疗师匆匆忙忙地进行了一番回顾，那么治疗师可以从其他角度进行引导，如让来访者从旁观者的角度叙述有关沙盘作品的故事等。

虽然来访者知道自己是旁观者，但是在叙述的过程中依然会因为心理投射而反映出一些内心的真实想法，这种情况通常发生在来访者感觉到威胁的时候。因为对于来访者而言，虽然他来进行沙盘游戏治疗是为了解决心理问题，而心理问题的解决需要发现和面对问题，但是有些来访者还是会逃避自己需要面对的问题，这个时候如果治疗师让来访者站在自己的角度解释沙盘作品，那么来访者很有可能会感受到威胁。

虽然解释的过程很重要，但是治疗师还是应该尊重来访者的个人意愿，如果治疗师从来访者的肢体语言中观察到了抗拒的倾向，要尊重来访者的个人意愿，让来访者在沉默中继续体验自己的沙盘作品。虽然来访者能够主动叙述自己的沙盘作品更好，但是如果来访者想要保持沉默也是可以的，因为来访者在完成沙盘作品的时候就已经说明他的心理问题得到了展示，不过治疗师也应该让来访者知道他不应该对解释沙盘如此抗拒。

❖ 把主动权交给来访者

小轩是一名高中生，在上初中的时候学习成绩挺优秀的，但是从上了高中之后，小轩的状态就一直不对劲，考试成绩不理想，而且总是很焦虑和急躁，尤其是在快要考试的时候。由于考试成绩不理想，所以小轩的自信心降到了最低，在平常的学习生活中他感到焦虑不安，也不愿意和同学交流，甚至出现了失眠的情况。小轩的父母看到他一直调整不过来这种不良的状态，于是带着他接受心理咨询。

在心理咨询的过程中，治疗师从小轩以及他的父母那里了解了基本的情况，同时知道了小轩的诉求。小轩告诉治疗师，他非常迫切地想改变目前的这种状态，希望治疗师能帮帮他。治疗师告诉小轩：“有一种游戏的治疗方式效果很不错，可以帮助你缓解焦虑并恢复自信心。在你来这里之前，已经有很多人通过这个游戏摆脱了心理困扰。”小轩急于解决自己的困扰，在听到有这么好的效果之后，马上同意了。

由于小轩之前从未接受过沙盘游戏治疗，所以在刚刚来到沙盘室的时候显得很惊奇，似乎没想到有这么有趣的治疗方式。但是沙盘室的一切对小轩来说也是陌生的，所以治疗师引导着小轩来到沙盘之前，对他说：“在这里有两个沙盘，其中一个沙盘中的沙子比较细腻，另一个沙盘中的沙子比较粗糙，你可以任意选择一个沙盘。沙盘周围的架子上有许多种不同的沙具，你同样可以任意选择并且摆放，创建一个只属于你自己的沙盘世界。在你创建沙盘作品的时候，我会一直陪伴在你身边，你有什么要求，可以随时向我提出。这个沙盘室是十分安全且保密的，你可以完全放心。”

之后治疗师开始引导小轩感受沙子：“你可以把手伸到沙盘之中抚摸沙子，这样你会变得放松起来。”在小轩感受了一会儿后，治疗师请小轩谈谈自己的感受。小轩说道：“我感觉沙子软软的、凉凉的，心里感觉很舒服。”

在感受沙子的阶段结束之后，治疗师告诉小轩他现在可以选择沙具来创建沙盘作品了。小轩在选择第一个沙具的时候显得非常小心谨慎，他在架子面前徘徊了很久，最终选择了一个小圆桌，并且摆在了沙盘的中央处，同时桌子周围还摆放了几把椅子。之后，小轩的选择速度就加快了，他选择了两栋房子，分别摆放在沙盘的右下角和左下角。小轩还选择了一个顽皮的小和尚，放在了左下角房子处。最后，小轩选择了一个蛋糕和几个小女孩，把蛋糕放在了桌子上，小女孩分别坐在桌子周围的椅子上。

在小轩创建完沙盘之后，治疗师对他说：“你现在可以好好地感受一下自己所创建的沙盘世界。当然也不拘泥于这样坐着的方式，你可以站起来绕着沙盘走一走，从不同的角度去观察和体验沙盘世界，然后告诉我你的感受。”

在小轩观察和体验完毕后，他对治疗师说道：“我觉得从不同角度看沙盘会有不同的感受，而且这样我会看得更全面。我觉得这样会让我更放松，心里很舒服。”

治疗师问：“如果让你给沙盘作品起一个名字，你会起什么样的名字呢？”

小轩思考了一会儿说：“就叫它《放松》吧。”

治疗师说：“那么接下来，你能和我分享一下你的沙盘世界吗？介绍一下你的沙盘作品吧。”

小轩说道：“那几个女孩子在分享我给她们的蛋糕，我希望她们能接受我。而且我觉得这几个女孩子之间的氛围很愉快，她们之间没有发生争吵。那两栋房子代表着她们生活的地方，而且我也居住在那里。”

治疗师回应道：“哦，那么你能告诉我在沙盘中哪一个沙具代表着你自己呢？”

小轩说：“嗯，那个顽皮的小和尚吧。”

治疗师问：“为什么是那个小和尚呢？”

小轩：“因为我觉得那个小和尚很自由，无忧无虑，很开心。我觉得他正处于一种舒适的状态，我希望自己也能像他一样的轻松自在。”

治疗师引导道：“那么在整个沙盘作品中，你最喜欢哪一块呢？”小轩回答：“中间的位置吧。”治疗师问：“为什么？这个位置让你感受到了什么？”小轩说：“这是一种轻松愉快的氛围，我很喜欢并且向往。”

这一次的沙盘游戏治疗取得了不错的效果，在第二次沙盘治疗的时候，小轩告诉治疗师，他的状况好多了，没有之前那么焦虑了，上课时的注意力也比以前集中了。

在沙盘治疗的过程中，治疗师一定要把对沙盘作品描述的主动权交到来访者的手中，尽管治疗师认为自己对来访者所创建的沙盘作品背后的象征意义十分了解。对一些来访者而言，沙盘上的任何事物都可能是他日常生活中的人或事，所以他在描述的过程中会把沙盘作品与自己的特定经验联系在一起。

在来访者描述自己的沙盘作品时，治疗师可以通过来访者的视角来看待和了解面前的沙盘作品。与此同时，治疗师也会发现自己所理解的意义可能与来访者所表达的并不一样。例如，在某个女性的沙盘作品中，有一只老鼠的沙具。治疗师在询问的过程中，把那只老鼠的沙具称为小耗子。谁知女子一听十分不满，她对治疗师说这不是一只小耗子，是一只大老鼠。由此可见，老鼠对女子的象征意义是与普遍意义不同的。

在来访者描述沙盘作品的时候，治疗师应该注意观察来访者的状态，并且及时询问来访者的感受。如果来访者出现了比较消极的情绪状态，应该鼓励来访者接纳这种情绪，并且鼓励来访者去战胜这种消极的感受。因为如果没有治疗师的鼓励，来访者一般会选择逃避。此外，治疗师也可能会对来访者的沙盘作品中的某个沙具出现消极的情绪，这个时候就需要治疗师去克制，不能让来访者感受到自己的情绪感受，否则会影响治疗的进程。

在描述的过程中，来访者会出现遗漏的现象，这种遗漏可能是刻意地回避，也可能仅仅是遗忘。这个时候，治疗师应该询问来访者为什么会出现遗漏。例如，来访者描述了沙盘中所有的沙具，但是唯独没有提到其中一个沙具，这个时候治疗师就可以询问："我注意到那个沙具摆在那里，你却没有提及它，为什么？"

还有一种情况比较常见，那就是在创建沙盘世界的过程中，来访者把某种沙具完全埋在了沙子中，在描述的过程中却没有提及，这种情况也必须引起治疗师的注意。

在交流的过程中，如果来访者不肯主动解释自己的沙盘作品，那么治疗师可以从询问一些有关沙盘作品的问题入手，这样可以起到鼓励来访者探索以及解释沙盘作品的作用。来访者会说出一些与现实生活遭遇相联系的事情，这与来访者的个人经历和心理体验有关，从而揭示出来访者心理问题的根源所在。

但是治疗师不要尝试着进行分析，因为一旦分析就有可能掺入自己的观点，这在心理咨询和沙盘游戏治疗中是不允许的，因为治疗师的态度必须是客观的、中性的，否则会起到暗示性的作用。

当治疗师需要对来访者的描述进行回应的时候，也应该注意自己的语言和方式，尽量把所有的关注点都放在沙盘上，而不是把来访者带入沙盘中。例如，当来访者表示自己很讨厌某种沙具的时候，治疗师不应该说来访者的这种讨厌实际上是现实生活中的某种投射，而应该把这种现象还原到沙盘作品之中。

❖ 当来访者陷入被动

小霞是一名中年女性，她来接受心理咨询是因为自己遇到了无法解决的心理痛苦。虽然小霞已经年过中年，但是依然没有自己的孩子，她想要一个属于自己的孩子，可是一直没有成功，因此小霞的婚姻也遭遇了危机。

当小霞完成沙盘作品之后，治疗师请小霞说一说自己的沙盘作品。小霞的描述过程并不长，有些沙具甚至都没有提到。治疗师注意到小霞没有提及那个躺在摇篮中的婴儿，但是小霞的目光在那个区域停留了很长时间，而且治疗师明显感觉到了小霞的痛苦。

在小霞的描述中，沙盘中那对面对面而坐的男女就是她和她的丈夫，小霞表示他们夫妻的关系最近一直比较紧张。当小霞描述完毕后，治疗师认为最大的问题就在于那个小霞没有主动提及的婴儿，所以治疗师应该主动提及这个问题，让小霞主动地面对这个问题。

但是由于小霞在面对孩子的问题时会变得十分痛苦，所以治疗师不能一开始就引导小霞主动地面对那个婴儿，而是应该从比较小的问题开始。最终治疗师决定从小霞的夫妻关系入手，虽然夫妻关系也让小霞很痛苦，但是这种痛苦明显比孩子的问题小多了，毕竟在描述的阶段，小霞能主动提及并面对夫妻关系的问题。

来访者所创建的沙盘作品实际上就是他心理世界的展现，在沙盘作品中会呈现出来访者的心理问题，这些心理问题中有来访者不愿意面对的，因为当来访者面对这些心理问题的时候会感受到威胁，只能选择逃避。但是逃避永远也解决不了问题，所以治疗师应该在治疗的过程中，化解来访者的被动态度。这属于沙盘游戏治疗中的治疗性干预。

来访者在进行描述的过程中，治疗师通常会发现来访者的心理问题所在。在接下来的治疗性干预阶段，治疗师就应该从比较小的心理问题着手解决，从而一步步地转移到比较大的心理问题上。如果一开始治疗师就从较大的心理问题入手，会让来访者感受到巨大的心理威胁，从而产生的逃避和阻抗的态度会更为明显。

当然有些来访者在描述的过程中并没有呈现出什么心理问题，那么治疗师可以通过自己对来访者的了解和观察，在自己认为比较合适的沙盘区域开始提问和引导。

此外，在沙盘游戏治疗中很容易出现移情的现象，移情的现象也容易出现在心理咨询和催眠治疗中。这个时候治疗师应该对来访者进行一定的引导，不能任由移情继续发展下去。通常情况下，治疗师会采用转移来访者注意力的方式，让来访者知道他所面对和信任的是自己所创建的沙盘作品，是他心灵世界的展现，而不是治疗师，也就是把来访者的移情转移到沙盘作品中。

在治疗师引导来访者由被动变为主动的时候，会选择一些自己比较擅长的技巧，其中引导对话就是一种十分常见的技巧。具体做法是引导来访者想象沙盘中人物沙具的对话，通过这些对话，让来访者主动面对自己的问题。

小娜因为恋爱的心理问题接受沙盘游戏治疗，她在现实生活中有一个男友，但是两人之间的关系若即若离，并且总是发生争吵。每次争吵都会让小娜萌生分手的念头，在小娜看来她并不喜欢这种充满争吵的恋爱关系，而男友或许也不是适合和她度过一生的人。但是碍于两人之间的恋爱关系已经维持了许多年，是否放弃让小娜难以抉择。

在摆放沙盘的时候，小娜一共选择了两个人物类的沙具，其中一个是女孩，另一个是男孩。治疗师猜想，或许这个女孩象征着小娜自己，而男孩则象征着小娜的男友。后来在描述沙盘作品的过程中，小娜只是进行了一番概述而已，并没有进行深入的叙述。

治疗师为了能让小娜主动面对自己的心理问题，问道："你觉得坐在岛中间的那个小女孩的状态是什么？"小娜说："非常惬意和舒适，她过着十分平静的生活。"治疗师继续问道："可你不觉得她很孤单吗？岛上只有她一个人。"小娜回答："不，我一点儿也没觉得她是孤单的。"治疗师说："如果试着让那个男孩坐着船来到岛上陪一陪这个女孩，你觉得怎么样呢？"小娜说："这样的话，他们就会发生争吵，女孩平静的生活也就被打乱了。"

治疗师说："如果让女孩和男孩说话，你觉得女孩会和男孩说些什么呢？"小娜思考了一会儿后说："人与人之间的相处应该是平等的，但你总是坚持己见，从来不认真听一下我的意见，我从你那里得不到应有的尊重，所以总是以争吵的方式来赢得这种人与人之间的平等。正是这样，我一直在犹豫着我们到底是否适合在一起。”

治疗师继续问道：“如果让你站在男孩的角度去看，你认为男孩会说些什么给女孩听呢？”小娜思考了一会儿后回答道：“真是抱歉，我之前太粗心大意了，没有注意到你的感受，今后我会多多注意的。”

通过这次的沙盘游戏治疗，小娜终于知道了她与男友总是发生争吵的根源所在，他们之间缺少沟通。小娜回去后向男友说出了自己的看法，认为男友应该多尊重一下自己。男友听到小娜的要求后表示很吃惊，因为他从来没有意识到自己的某些做法已经多次使小娜感受到了伤害。这次沟通让小娜与男友之间的关系改善了许多。

这种对话的方式实际上不仅发生于人物类型的沙具上，其他沙具也可以。当然由于其他沙具不像人物沙具一样具有语言沟通的能力，治疗师在让来访者进行想象的时候，来访者可能会表示这是不可能的，或认为这是小孩子的把戏。这个时候治疗师就需要告诉来访者，这只是一种想象，是一种假设。

在治疗师的引导下，来访者会主动地发现许多自己之前不曾发现的问题。比较常见的是，来访者会主动要求改变某个沙具的位置，或去掉某个沙具，因为这让来访者感觉到不舒服。这个时候，治疗师就需要引导来访者说出为什么不舒服或描述那种不舒服的感受。治疗师如果认为来访者改变沙具的位置对治疗来访者的心理问题有所帮助，那么可以让来访者重新安置这个沙具。

❖ 沙盘世界与现实世界的联系

在治疗过程结束之后是记录沙盘世界的过程，通常会采用拍照的方式。当然，有些来访者并不愿意拍照留念，这个时候治疗师可以经过来访者的允许，在沙盘游戏结束之后再进行拍照。

记录完毕后通常还有一个谈话的阶段，这个阶段就是治疗师引导来访者把沙盘世界与现实世界联系在一起的过程，这也是必不可少的阶段。因为毕竟沙盘作品显示的是来访者的潜意识世界，虽然有些沙具或某个区域所具有的象征意义来访者已经知道，但是治疗师仍然需要引导来访者把沙盘世界与现实世界联系在一起。

治疗师可以引导来访者把沙盘世界中所呈现的景象与现实世界中的某段记忆联系在一起。例如，治疗师可以这样对来访者说："之前你已经创建和体验了一个世界，那么沙盘作品中所呈现的一切中哪个景象引起了你对往事的回忆？"或者也可以这样说："之前你已经创建和体验了一个世界，那么沙盘作品中的哪个景象可以与你目前的生活联系在一起？"

小方是一名中年女性，她有一个脾气暴躁的父亲，所以小方的童年生活充满了有关父亲的阴影。在小方成年后，为了摆脱父亲所造成的阴影，选择了逐渐远离父亲的生活。但是最近由于小方父亲的健康状况不太好，身为他的女儿，小方只好亲自去照料父亲。但是没多长时间，小方父亲那暴躁的脾气就显露出来了。小方为了避免和父亲发生冲突，只好忍气吞声，但是这种做法让小方很不舒服。

最终，小方决定接受心理治疗来缓解自己对父亲的愤怒以及恐惧的情绪。在进行沙盘游戏治疗的时候，小方只选择了两个人物类型的沙具，其中一个是小孩，另一个是形象高大的男人。在治疗的过程中，治疗师引导小方把小孩移动到远离男人的地方，因为小方表示那个小孩在男人身边是恐惧的。在这个逐渐远离的过程中，小方对治疗师说，她感觉小孩的情绪变得越来越积极了，没有了之前的惧意与焦虑。

后来，治疗师鼓励小方把沙盘中的景象与现实生活联系在一起。小方说："从小，我就没有从父亲那里体会到温暖，看见父亲总是会不由自主地害怕。后来我长大了，这种恐惧感渐渐消失了。但是最近我需要照顾父亲，可是父亲那种暴躁的性格没有随着年龄的增长而改变。每当父亲冲我发脾气的时候，我都会觉得非常愤怒，他没有资格这样做。"

治疗师问："那你觉得这一次的沙盘游戏治疗对你产生了什么样的作用？"小方坦言："我在移动那个小孩的过程中，对父亲的消极情绪渐渐消失了。我觉得这种方式应该可以应用到现实生活中去，每当父亲发脾气的时候，我主动到一个安静的地方躲避一下，等他发完脾气之后再回来。"

第五章

潜意识的改变
——儿童沙盘

❖ 改变在悄然发生

小峰 9 岁，上小学三年级。他从入学开始就是一个很孤僻的孩子，不仅很少与同学交流，而且在课堂上和老师之间也是零互动，有的老师甚至反映小峰在上课的时候都不会拿出课本。因此，小峰的学习成绩十分不理想。

不合群的小峰常常被同学们欺负，可无论多么过分的行为都无法激起小峰的愤怒，因此许多同学都认为小峰是一个有心理问题的人。

为了改变小峰的状态，他的父母带着他去接受心理咨询，但是效果并不明显。事实上，在有些心理咨询中，咨询师会忽略儿童的情绪状态，让儿童感觉自己的权利被剥夺了，但是他们并不会说出来，只会通过某些形式来表达，如变得更加沉默或暴力。而沙盘游戏疗法是一种治疗儿童心理问题的有效方式，可以让儿童主动接触到内心深处的心理问题，并且在无意识的状态下进行解决。

当小峰被带入沙盘室接受治疗的时候，小峰表现得具有暴力倾向，这在现实生活中很少见，可能是因为小峰感觉到这是一个可以放松和宣泄的场所，小峰会抓起一把沙子扔到地上。面对小峰无厘头的举动，治疗师并没有阻止，只是安静地陪伴着。在发泄完毕后，小峰问道："我真的可以碰那些玩具吗？"治疗师回答道："当然了，这是你的权利。"

在小峰创建沙盘作品的过程中，治疗师注意到小峰在选择沙具的时候表示他很害怕蜘蛛、蜈蚣、蝎子、蛇、蝙蝠、蛇之类的沙具模型，他一直不停地说："这看起来就很恐怖，而且有毒，会把人毒死。"尽管如此，小峰还是用手拿起这些沙具放在了沙盘之中，只不过这些沙具都被掩埋在沙子之中。这说明，小峰在隐藏自己恐惧的情绪。

在创建沙盘快要结束的时候，小峰做出了一个令人吃惊的举动，而且颇具攻击性。小峰让自己远离沙盘，大约在一米远的地方停下来，把手里的一些沙具用力扔到沙盘之中，眼神充满了愤怒和仇恨，他怒吼道："让你欺负我，我要打死你。"这个举动说明了小峰所压抑的愤怒以及潜在的攻击性。

治疗师观察到小峰的整个沙盘作品看起来毫无主题，给人一种无序和盲目的感觉，而这正表达了小峰目前所处的心理状态，在现实生活中小峰的情绪和心理是混乱的。

让治疗师感到欣慰的是，小峰主动选择了一些五光十色的彩珠来装饰整个沙盘作品，这象征着活力和生机勃勃，是小峰内在心理能量的体现。此外，这些彩珠的位置比较靠近治疗师，这不仅说明了小峰对治疗师的信任，同时说明小峰希望借助外界的力量来战胜目前所面临的心理困难。

在沙盘游戏治疗中，儿童对待沙子和沙具的态度以及所展现出来的沙盘作品都会表达出儿童对世界的认知。事实上，儿童以及青少年比成年人更适合沙盘游戏疗法，因为儿童和青少年更愿意用具体有形的事物来表达自己，而沙盘游戏正是这样的疗法。

当治疗师把沙盘游戏疗法应用到儿童身上的时候，其治疗过程与成年人非常相似，但不完全一样。儿童由于大脑还没有发育完全，所以比较倾向于具体形象的事物，对语言和抽象的事物不感兴趣，而且其抽象思维能力也无法与成年人相比较。对于一个发育正常的人来说，抽象思维的能力只有到了青少年时期才会逐渐形成，其大脑也会在青春期逐渐发育成熟，与成年人相当。

沙盘游戏疗法在儿童身上所起到的作用往往是潜移默化的，也就是说治疗的效果是无意识的，儿童往往不会意识到变化已经发生了，这与成年人的治疗正好相反。因此，在儿童的沙盘游戏治疗中，治疗师应该着重于让儿童去体验沙盘游戏，而不是谈论儿童的沙盘作品。一方面儿童未必会用语言准确地表达自己的看法，另一方面儿童也未必有兴趣这样做。

对儿童而言，如果他真的遭遇了巨大的心理困难或受到了很深的创伤，身为儿童的父母希望自己可以向孩子伸出援手，但是效果往往并不理想。因为在心理困难刚开始出现的时候，儿童一般不会表达出来，不会被父母关注，而且儿童也不会主动告诉父母。这个时候，沙盘游戏疗法就是一个很好的选择，它不仅可以展现儿童的心理问题，还能有效地将问题解决。

将沙盘游戏疗法应用到儿童身上，治疗师可能面对的治疗对象主要有两种，一种是 12 岁以下的幼儿或儿童，另一种则是 12 岁到 18 岁的青少年，这两类对象都处于个体生理和心理发展的关键时期。在精神分析学派看来，个体幼年时期遭遇的创伤性体验会伴随其一生，并且在成年后成为诱发心理疾病的根源。这种观点有一定的合理性，但是低估了儿童心理的自愈能力。不可否认的是，儿童期和青春期是个体自我发展的关键阶段。

这就意味着儿童和青少年的自我力量是非常微弱的，其心理防御系统并没有发展完善。根据来访者的这个特点，治疗师应该注意不要在治疗的过程中出现面对面提问甚至是质问的现象，因为这会让儿童或青少年感觉自己受到了挑战。这样一来，儿童会变得焦虑起来，甚至拒绝回答治疗师的问题。

在成年人的沙盘游戏治疗中，成年人通常会不自觉地赋予沙具某个自认为的象征意义，把沙具与自己的现实生活联系在一起，如把某个人物模型看成自己，但是这种情况很少会出现在儿童身上。

因此，在针对儿童的沙盘游戏治疗中，治疗师很少会主动对其沙盘作品进行解读或引导来访者把沙盘世界与现实世界联系在一起，除非来访者主动提出了这个要求。即使治疗师和来访者不对沙盘作品进行解读，也依然能取得不错的治疗效果，因为沙盘游戏治疗通常会进行很多次，每次的沙盘作品都是来访者心理历程的展现。治疗师会留意到，来访者每一次的沙盘作品都会变得不一样，这种变化往往是进步性的。

在小峰的第一个沙盘作品中，我们可以看到小峰内心世界的冲突和矛盾，这应该引起成年人的注意。或许对小峰的父母来说，这并不是什么好的现象，因为这说明了小峰的心理存在危机。但是对治疗师来说并不单单如此，因为沙盘游戏所体现的智慧与老子所提出的哲学观念类似，即“祸兮福之所倚，福兮祸之所伏”，表达出了一种彼此包容、相辅相成、转换和超越的意向。也就是说，这种冲突的景象意味着改变。如果来访者创建出了一个平和的沙盘世界，一方面说明来访者良好的心理状态，另一方面说明来访者不愿改变目前的心理状态。

在沙盘游戏治疗的过程中，治疗师通常会发现来访者的沙盘作品会变得越来越平和，其沙盘世界中的矛盾和冲突在一点一点地减少，这说明来访者心理状态在发生变化。

虽然来访者的每一次沙盘作品都很重要，但是治疗师应该高度重视来访者的初始沙盘作品，也就是第一次的沙盘作品。初始沙盘作品具有非常重要的意义，来访者会在第一次的沙盘游戏中反映出自己所遭遇的心理问题、所承受的心理压力以及心理困难。更重要的是，对儿童来访者来说，他们还会在初始沙盘作品中无意识地表达出一种解决心理问题的方式。

在小峰的第二次沙盘治疗中，治疗师明显感觉到小峰的沙盘作品中所表达出来的冲突、恐惧、矛盾等因素正在减少，虽然依然存在这些负面因素，但是目前的局面已经说明小峰正在主动地朝着积极的方向发展。此外，治疗师还有一个明显的感受，那就是小峰的整个沙盘作品变得有序起来，相比之前的混乱无序状态这是一个很大的改观。

治疗师依然观察到小峰渴望借助外在的力量，小峰对治疗师有所期待，因为在靠近治疗师的位置上，小峰创建了一片蓝色的海洋，甚至还摆放了一棵椰子树。这既象征着小峰对治疗师的信任、认可以及渴望得到治疗师的帮助，又象征着小峰的心理已经恢复了活力且具有了一定的能量。虽然在这次沙盘游戏治疗中，小峰的态度依然是沉默的，但是治疗师还是感觉到了沙盘游戏对小峰的治疗效果。

在第三次沙盘游戏治疗中，小峰在沙盘的边缘处摆放了栅栏。栅栏这种沙具模型所具有的普遍象征意义代表着来访者的内心开放程度，与心理防线有关。但是由于小峰所摆放的栅栏在沙盘的边缘处，因此具有特殊的象征意义，象征着小峰已经开始区分内在和外在，这是一种有序的表现。

治疗师还注意到小峰在靠近治疗师的位置摆放了几个加油站，加油站的象征意义是来访者已经意识到自己的力量是有限的，希望获得外界的帮助，所以小峰才下意识地把加油站摆放在了距离治疗师最近的位置，当然这也意味着小峰开始试着解决自己的心理问题。

这一次的沙盘作品中，小峰依然选择了蜘蛛、蛇、蜈蚣这些令自己恐惧的沙具模型，不同的是，这一次小峰不再让它们掩埋在沙子里，而是袒露在沙子之上，这说明小峰已经开始正视令自己恐惧的心理问题。此外，小峰还选择了飞机，他把飞机压在了蜘蛛、蛇和蜈蚣之上。

在创建完沙盘之后，小峰开始主动和治疗师交流："我觉得自己已经不再害怕蜈蚣、蛇和蜘蛛了。"此外，治疗师注意到小峰的情绪也比上一次更加平静。

在成年人的沙盘游戏治疗中，治疗师与来访者产生情感上的共鸣十分重要，只有这样，治疗师才能感同身受地了解来访者的情感和情绪。这种共鸣同样适用于儿童沙盘游戏治疗，对成年人来说，孩子的世界似乎并不容易做到感同身受。可能一件事情在成年人的眼中不过是小事一桩，不足挂齿，对儿童来说却好像是灭顶之灾。尽管这不容易做到，但是治疗师在针对儿童进行沙盘游戏治疗的时候，依然需要感受儿童的压抑、焦虑、痛苦和恐惧，这样治疗师才可以与儿童进行潜意识层面的沟通，因为沙盘游戏疗法的精髓就是在潜意识水平上进行分析与治疗。

在第三次沙盘游戏治疗中，小峰终于肯开口和治疗师沟通。虽然在儿童沙盘游戏治疗中，沟通并不是最重要的，但也是不可避免的。如果来访者主动与治疗师沟通，那么在谈论沙盘作品的时候，治疗师应该用第三人称与儿童进行交谈。也就是沙盘游戏的主人公是其他孩子，而不是来访者。例如，治疗师想要表达来访者逃避的态度时，应该说："许多孩子都不愿意主动谈及发生在自己身上的事情。"而绝对不能说："你好像很不愿意讨论发生在你身上的事情。"后者会让儿童觉得治疗师是在针对他，从而产生焦虑的情绪。

在谈论沙盘作品的时候，要注意年龄阶段的差别。对年龄越小的儿童来说，他们在创建完沙盘作品之后就不愿意再谈及任何与沙盘作品相关的话题。但是对年龄较大的儿童来说，特别是青少年，他们更愿意和治疗师谈论沙盘作品以及它所具有的象征意义。

在第四次沙盘游戏治疗中，小峰选择把蜈蚣和蝎子放在了沙盘的中间位置，而且对它们已经没有了恐惧的情绪。他还很自信地自言自语道："我看你还敢欺负我，我不再怕你了。"后来，小峰选择了几个指南针压住了蜈蚣和蝎子，这说明小峰已经有了战胜恐惧的目标。

在个体的成长过程中，儿童期是一个脆弱的阶段，不论生理上还是心理上，都需要得到成年人的庇护。儿童有时候会遇到委屈、不开心的事情，甚至还会遭遇令其十分痛苦的经历。这些对成年人来说似乎并不算什么，成年人往往会站在自己的角度劝诫孩子："想开点，人生难免会有挫折。"这样的话，对缓解儿童的痛苦并不会起到什么作用。

这是一个角度的问题。例如，在原始丛林中，对花栗鼠这样体形娇小的哺乳动物而言，它们在寻找食物的时候最害怕下雨，但是在热带丛林中下雨是经常发生的。对花栗鼠而言，每一滴雨都是硕大的，砸在身上的感觉并不好受，所以花栗鼠在遇到下雨的时候一定会选择躲雨，避免被雨滴砸伤。但对人类而言，淋一场雨并不算什么，有些人还会觉得很享受。

对成年人而言，其心理和生理已经成熟，成年人的自我意识更完全，具有强大的自信心。但是对正在形成自我意识的儿童来说，其自信心非常薄弱，极易受到外界环境的影响，所以儿童在遇到某些问题时，往往会面临很大的心理压力。治疗师如果一直站在成年人的角度思考儿童的心理问题，那么势必无法产生共鸣。

在最后一次沙盘游戏治疗中，小峰的沙盘作品完成得很快。他首先用几个宝塔摆成了一个六边形，然后摆放了一些汽车和彩珠，这些汽车和彩珠都在攻击这个用宝塔所建立的六边形。之后，小峰停止了摆放，而是静静地坐在那里望着沙盘作品发呆，似乎在思考些什么。

在小峰沉默的时候，治疗师敏锐地感觉到了小峰出现了一种无奈的情绪，他试探着问道：“小峰，你是希望我能倾听你的想法吗？”治疗师的试探并没有马上得到回应，小峰依然沉默着。过了一会儿，小峰主动打破了沉默，开始用平静的语气陈述着自己的经历：“有一次，坐在我后边的同学在我的背上画了一只大乌龟，我开始不知道，但是许多同学都开始笑我，那时候我才知道。之后，我马上告诉了老师，老师却说：‘一个巴掌拍不响，你一定惹那个同学了，不然他为什么偏偏选择往你的背上画乌龟。’回到家之后，我把这件事情对爸爸说了，但是爸爸什么也没说，反而狠狠揍了我一顿。不过没关系，我现在已经想好解决的办法了。”之后，小峰又陷入了沉默之中。

这一次的沙盘游戏治疗不仅影响了小峰的心理，也让小峰的行为产生了变化。如果不是沙盘游戏治疗让小峰打开了心扉，那么或许治疗师得花费更多的时间来了解小峰心理问题的根源。毕竟在小峰遇到问题的时候，他的确选择了向成年人求助，但是老师和家长的做法让小峰很失望，因此小峰不会再轻易向成年人吐露自己的心声。但是沙盘游戏治疗让小峰十分放松，同时治疗师也取得了小峰的信任。当然在最后阶段，小峰已经表示自己会解决好所面临的问题，那么治疗师应该相信小峰，因为小峰已经在多次的沙盘游戏治疗中产生了潜意识的改变。

在儿童沙盘游戏治疗中，治疗师面临着成年人的世界中所没有的挑战。对那些不了解儿童行为和心理的治疗师来说，儿童尤其是年龄较小的儿童，在沙盘游戏治疗中不仅会制造混乱，让人烦恼，还很浪费时间。

对年龄较小的儿童来说，他们对所有的沙具模型都很感兴趣，而且充满了好奇心，因此在摆放沙盘的时候，他们往往会把沙盘摆放得满满当当的，从而让治疗师感到混乱且没有主题。治疗师无法引导儿童说出自己所创建沙盘的主题，因为他们年龄太小。而且儿童的语言表达能力非常有限，他们未必能理解治疗师的引导，这也会让治疗师感到茫然。

那些年龄较小的儿童在沙盘游戏治疗中很容易出现重复的行为，这会让治疗师怀疑之前的治疗好像并没有取得什么效果。在有些时候，治疗师的引导是必要的，但是治疗师的这种引导对儿童来说很有可能产生强烈的暗示作用，从而使儿童按照治疗师的所想进行陈述。例如，在现实生活中，儿童的记忆很容易被外界影响和扭曲。

因此，治疗师需要在进行沙盘游戏前给儿童制定一些必须遵守的规则，这种做法通常适用于年龄较小的儿童或特别顽皮的儿童。对那些年龄比较大的儿童而言，这种做法是不可取的。因为治疗师在整个沙盘游戏中所扮演的角色是儿童的“保护神”，而不是一个施加压力的“权威者”。只有当儿童意识到治疗师是他的保护神时，他才会放松地创建自己的沙盘作品。但如果儿童认为治疗师是一个权威者，他需要遵守治疗师所制定的规则，那么这种来自治疗师的压力势必会让儿童感觉到焦虑，沙盘游戏治疗也就很难达到预期效果。

❖ 不同年龄儿童的特点

小杰是一名小学四年级的学生，他不仅无法在课堂上认真听讲，而且总是破坏老师所营造的课堂氛围，影响其他同学听讲。为此，小杰的老师建议他的父母让小杰尽快改掉这个毛病。小杰父母首先采用的方式是劝说，他们告诉小杰这样的行为是不对的，会产生很严重的不良后果，但是小杰并没有听进去。后来，小杰的父母采用了惩罚的方式来帮助小杰改掉这个毛病，但是效果依旧不明显。

于是小杰的父母只好求助于心理咨询师。在心理咨询的过程中，无论咨询师说什么，小杰总是无法认真听下去，他有时候玩自己的手指，有时候破坏咨询师的讲话，这些都与小杰在课堂上的表现相似。

看到心理咨询并没有取得什么效果，咨询师对小杰的父母建议，让他们带着小杰去试一试沙盘游戏治疗。于是，小杰的父母只好带着他接受沙盘游戏治疗。

为小杰进行沙盘游戏治疗的治疗师虽然有着丰富的成人治疗经验，但是对儿童进行治疗还是第一次。治疗师在小杰完成沙盘作品后开始引导小杰进行解说，可是小杰什么也不说，依旧自娱自乐。在几次沙盘游戏治疗之后，治疗师的挫败感越来越强烈，他感觉自己无法把握对小杰的治疗，小杰什么也不说，只是摆放沙盘。

治疗师很苦恼，只好向更权威的治疗师请教，他们告诉这位治疗师，在下一次的沙盘游戏治疗中，不妨什么也不要说，只是静静地观察小杰就可以了。

在下一次沙盘游戏治疗中，小杰进入沙盘室之后直接走向沙盘开始创建自己的沙盘作品，甚至没有和治疗师打招呼。但是治疗师什么也没说，只是静静地观察小杰在创建沙盘作品时的状态。

这一次沙盘游戏治疗的效果十分明显，因为小杰在课堂上的行为开始发生了变化，他不再像以前那样肆意扰乱老师的讲课，而是安静下来，开始试着认真听讲。

在生理上，人的身体具有一定的自我疗愈能力。例如，当身体生病或受伤时，有时候是不需要医治就可以痊愈的。事实上，人的心理也具有一定的自我疗愈能力，可以对所遭遇的创伤进行自我修复。沙盘游戏疗法之所以会产生神奇的效果，就是为来访者提供了自由且具有安全感的空间，在这个空间内来访者创建沙盘的过程实际上就是一个展现心理问题并达到治疗效果的过程，对儿童来说尤其如此。

沙盘室是一个相对私密的空间，其中摆放着适合各种年龄阶段的沙具，如动物、植物、武装战士和芭比娃娃等。不同年龄阶段的儿童由于其身心发育程度的不同，在选择沙具以及摆放沙具的时候都会展现出他们所具有的特点。

在进行儿童沙盘游戏治疗的时候，治疗师需要对各个年龄阶段儿童所具有的心理特点进行了解，从而在进行沙盘治疗的时候可以做到理解儿童的行为。儿童在创建沙盘的时候，会展现出他们所处的心理发展阶段的特征，也会暴露出他们心理发展的进程。比如，有些儿童展现出与同龄人不同的成熟或滞后等，这些都可以从儿童所选择的沙具类型以及沙盘作品所表达的主题中透露出来。

小豪是一名10岁的男孩，望子成龙的父母为了让小豪能够考上重点中学，便花钱把小豪安排在了重点小学内学习。由于重点小学特别重视升学率，所以课业压力很大。小豪的父母为了督促孩子好好学习，总是要求他在回到家后继续学习，这使得小豪一点玩耍的时间都没有。时间长了，小豪出现了与年龄不符的压力，直接影响了学习和生活，小豪的父母只好带着小豪来接受沙盘游戏治疗。

在创建沙盘作品的时候，小豪选择了一些具有攻击性的武器，如枪支和炮弹等。小豪营造了双方敌对的场景，这说明小豪的内心深处正处于十分激烈的矛盾状态。而且治疗师能明显感觉到小豪那与年龄不符的心理冲突和压力。不过治疗师什么也没说，而是安静地陪伴在一旁，因为治疗师认为沙盘游戏治疗最重要的不是做指导，而是在儿童进行游戏的过程中扮演陪伴或旅伴的角色，让儿童在完全没有压力且自由的空间内释放自己的内心世界。

儿童正处于自我意识发展的关键时期，因此不同年龄阶段的儿童在沙盘游戏治疗中会通过不同的方式来展现自我。通常认为，儿童在6岁至7岁之前会采用具体的图像来表达自我，所选择的沙具类型以动植物为主；当儿童的年龄到了 11 岁至 12 岁的时候，就会在沙盘作品中表达斗争的主题，他们的沙盘作品往往会让治疗师感觉到矛盾与冲突。这个时候，儿童的自我意识已经发展到了一定的程度，会产生内在与外在环境的区别意识，并且会在内在与外在环境不和谐的时候产生争斗的现象。

此外，对年龄较小的儿童来说，他们的沙盘作品往往会给治疗师以无序的感觉。但是随着儿童年龄的增长，他们逐渐变得成熟起来，这种无序会渐渐发展为有序。

沙盘游戏疗法的创始人卡尔夫通过工作经验了解到儿童在创建沙盘作品的时候，通常会出现以下的年龄特点。6 岁左右的儿童在创建沙盘作品的时候，对那些史前动物比较有兴趣，有不少儿童会为自己所选择的动物提供食物，这标志着这个年龄的儿童已经开始走向独立。

有的治疗师发现，5 岁之前的儿童在创建沙盘作品的时候通常与食物有关；5 岁之后的儿童则会创建出具有农场主题的沙盘作品，作品中开始出现一些动物；而 5 岁至 8 岁儿童对交通工具类型的沙具比较感兴趣。

在把沙盘游戏疗法应用到儿童身上的时候，来访者的最小年龄是 3 岁，也就是说治疗师一般不会同意 3 岁以下的儿童接受沙盘游戏治疗。在 3 岁以下的儿童的世界中，母亲扮演着十分重要的角色，一般来讲 3 岁以下的儿童只要能得到母亲的细心照料，就不会出现太多的心理问题。但是也有例外，有些儿童虽然年龄已经超过了 3 岁，其心理发展却停滞在了 3 岁以前。这说明该儿童在婴儿期的时候受到了创伤或是被照顾他的人忽视，也就是说，该儿童在婴儿期时对母亲以及周围环境没有产生安全感。

儿童沙盘游戏治疗的适用人群是 3 岁至 18 岁这个年龄阶段，由于年龄跨度比较大，而且是个体身心产生巨大变化的阶段，所以治疗师在进行儿童沙盘游戏治疗的时候，一定要根据不同的年龄阶段所具有的特征来进行观察和治疗。我们通常会把 3 岁至 18 岁这个年龄阶段的来访者划分为 4 个不同的发展阶段，即幼儿、小学生、初中生和高中生。

幼儿（3 岁至 6 岁）沙盘作品的特点是治疗师无法与幼儿产生言语上的沟通，但是可以通过沙盘游戏进行良好的交流。幼儿可以轻易地被沙具所吸引，他们在创建沙盘作品的时候往往会出现大量的肢体活动。许多幼儿甚至不会选择沙具，整个过程只是在专心致志地玩沙子。幼儿完成沙盘作品的速度很快，有的时候甚至会突然宣布结束，他们在完成沙盘作品后很少主动与治疗师交流有关沙盘作品的问题，即使没有外界的解释，沙盘游戏依然会在幼儿身上取得不错的治疗效果。

在沙盘空间的使用上，幼儿的沙盘作品往往给人一种堆满的感觉。因为在幼儿的认知里，所谓的完成沙盘作品就是将整个沙盘堆得满满的。幼儿在摆放沙具的时候，一般会从距离自己最近的地方开始，然后慢慢发展到远方，直到整个沙盘都被摆放得满满的。

在沙盘作品完成后，如果治疗师引导幼儿说出自己的沙盘作品主题，如治疗师会这样问道："你能给自己摆放的沙盘起一个名字或想一个主题吗？"幼儿的回答一般是："不知道。"因为幼儿还不具备初步的推理和概括能力，这是幼儿思维认知发展的基本状况。但是也有一些例外，有些幼儿会对治疗师说一些自己沙盘作品中所发生的事情，有的幼儿甚至会概括出沙盘的主题。

幼儿在接受沙盘游戏治疗的过程中经常会出现一些特殊的行为。例如，有的幼儿会把许多沙具都放在沙盘中，创造出一个十分杂乱的场景，这种情况在年龄很小的幼儿身上经常出现，这是因为幼儿无法控制自己的情绪。幼儿的这种行为可能是在发泄自己的不满情绪，是一种消极情绪的释放。

如果治疗师对幼儿比较有耐心，那么幼儿的这种无厘头行为是可以出现的，而且可以允许其出现在几次的治疗之中，而治疗师的任务是观察幼儿的这种行为是否会随着时间而产生变化。幼儿经常会重复某些行为，但是这些行为不会持久，通常这种行为不再能满足幼儿的需求时就会消失，而幼儿的转变也就会发生。当然，治疗师也可以选择给幼儿制定一些规则，如限制幼儿从架子上取走沙具的数量等。

小学生（7 岁至 12 岁）沙盘作品的特点是在沙具类型的选择上，小学生一般会选择动物类、建筑类和交通工具类的沙具模型。在空间使用上，小学生和幼儿依旧相似，都是堆满的感觉，但不同的是，小学生的沙盘作品具有一定的主题，而且给人一种有序之感。小学生开始使用沙子，并用沙子建立山丘或挖出江河湖海等。

沙盘游戏对小学生来说具有很强的吸引力，通常情况下，治疗师在沙盘游戏开始前会对来访者说："你可以随意应用这些沙具并且摆放在沙盘之中，这里的环境很安全和自由，你不会受到干扰。"但是小学生一般不会等治疗师说完这些引导语，就已经开始拿着沙具玩耍，并且尝试着把沙具放入沙盘中。

在沙盘作品创建完毕后，治疗师会引导小学生说出自己的沙盘主题，这个时候小学生已经可以做到对自己的沙盘主题进行概括，而且年龄越大的小学生所概括的沙盘主题越明确。通常情况下，小学生的沙盘主题有三大类，即生活场景类、动物世界类和战争场面类。

沙盘主题是生活场景类的小学生，他的沙盘作品一般会反映出他所属家庭的生活状况或对某种家庭氛围的向往。例如，有些小学生的父母因为工作关系不能陪在他的身边，他所创建的生活场景类的沙盘往往是温馨的一家人，这是小学生所向往的家庭生活氛围，他希望自己的父母能够陪伴在身边。而且小学生在摆放完这个场景后会显得十分兴奋，就好像沙盘作品已经帮助他实现了这个愿望。

动物世界类的沙盘作品通常表现的是人与动物的和谐相处，而且动物被来访者赋予了一定的人的象征意义。在幼儿的沙盘作品中，动物就是动物，不具备人的特征，也没有什么象征意义。但是在小学生看来，动物可以拟人化，可以代表自己现实生活中的某些小伙伴，不同特征的动物代表不同性格的小伙伴。例如，一个女生在创建沙盘作品的时候，只选择了一个小女孩人物类型的沙具，然后选择了许多种不同的动物。当治疗师让她给自己的沙盘作品起一个名字时，女生起的名字是《动物聚会》。随后，女生告诉治疗师，那个小女孩的沙具实际上就是她自己，而各种动物则代表着她的朋友和同学，他们来到了大草原上聚会并且玩得很开心。

战争场面类的沙盘作品通常是男生所喜爱的，男生之所以会喜欢战争的场面，是因为战争可以让男生获得一种力量感和控制感。在成人沙盘游戏治疗中，战争类的沙盘作品主题常常象征着来访者的内心冲突和矛盾。同样地，如果男生创建了战争场面类的沙盘主题，说明他的内心也是冲突和矛盾的。只不过还要视情况而定，如果男生在现实生活中没有遭遇创伤性经历，那么说明男生内心对独立和自主的渴望。随着年龄的增长，男生的自我意识已经开始觉醒，但是由于其身心发育依旧不成熟，所以还需要被成年人控制，便产生了这种冲突矛盾的心理。

此外，如果小学生在现实生活中遭遇了一些无法自愈的创伤性体验，如被同学欺负或没有朋友等，那么其沙盘主题也会出现战争类的冲突和矛盾。

当小学生在治疗师的引导下描述自己的沙盘世界时，通常会出现手足无措的局面，尤其是那些年龄较小的小学生。这个时候，治疗师可以引导小学生发挥自己的想象力，编造一些与沙盘世界相关的故事。这种引导不仅可以让小学生打开心扉、畅所欲言，还可以让治疗师从小学生所编造的故事中更多地了解小学生的内心世界。例如，一个 9 岁的男生在解释自己的沙盘世界时显得很焦虑，因为在现实生活中他经常被继父虐待。后来治疗师鼓励他编造一个故事，于是男生编出了一个小白兔遭受恶狼迫害的故事，显然这个故事就是他在现实生活中所经历的一切。

在针对小学生的沙盘游戏治疗中，可以采用治疗干预的方式，像针对成年人的治疗一样。因为小学生相对于幼儿已经属于年长的儿童，其思维和认知已经有能力和治疗师进行有一定深度的对话。

初中生（13 岁至 15 岁）沙盘作品的特点是在沙具数量的选择上，相对于幼儿和小学生已经大大减少。由于初中生处于人生的第二个生长发育高峰期，其身体各个方面都在短时间内迅速发展和成熟，所以在选择沙具类型的时候通常会选择一些具有生命力的沙具，给人以生机勃勃和积极向上之感。在沙盘作品的主题上，初中生已经开始出现抽象类的主题，不过不多。与小学生相比，初中生的沙盘作品给人以强烈的秩序感。初中生在沙盘作品中出现象征自我的沙具，这个自我可能是理想中的自己或现实中的自己。

初中生也被称为青少年，而青少年总给人一种叛逆的感觉，所以当治疗师向青少年介绍沙盘游戏疗法的时候，通常会遇到青少年轻视沙盘游戏的情况，因为在青少年的认知里，游戏只是小孩子的把戏，他们已经长大了。

这个时候，治疗师需要让青少年了解到，是否接受沙盘游戏治疗全凭他自己的选择，而且沙盘游戏治疗并不是专门为小孩准备的，有许多成年人也来进行沙盘游戏治疗，并且他们觉得沙盘游戏治疗给他们带来了帮助，青少年也可以通过沙盘游戏治疗的方式来解决自己的问题。

在成年人沙盘游戏治疗刚开始的时候，治疗师会引导成年人抚摸与感受沙盘中的沙子，目的是让来访者更加放松。但是这一招对于青少年来说并不灵验，或许当治疗师引导青少年感受沙子的时候，青少年会无动于衷。这个时候就需要治疗师主动地把手放进沙子中去感受，用行为告诉青少年，作为成年人的治疗师很喜欢沙子，并且接受沙盘游戏治疗。

虽然沙盘游戏治疗会对青少年产生不错的效果，但是问题在于治疗师很难说服青少年使用并接受沙盘游戏治疗。因此，治疗师必须花费比用在成年人或儿童身上更多的时间来说服青少年。但是这只是说服，而不是强迫，如果青少年对治疗师是信任的，那么这种说服会变得比较容易。

当青少年创建完沙盘之后，通常情况下治疗师会像在针对成年人进行治疗时一样，引导青少年进入体验和重建沙盘世界的过程。例如，治疗师会对青少年说："我们面前的这个沙盘就好像一个世界一样，它很特别，我们可以假设你生活在这样的世界中。你如果愿意的话，可以站起来转一转，从不同的角度去观察和体验这个世界。"一般情况下，青少年是比较接受这个阶段的，但是也有一些青少年会拒绝谈论自己的沙盘作品，那么治疗师就不能强迫青少年谈论，而是在引导青少年体验沙盘后就结束整个治疗过程。

在沙盘游戏治疗的最后阶段是治疗师引导来访者把沙盘世界与现实世界联系在一起。例如，治疗师可以对青少年说："你觉得这个沙盘世界中的某个部分与你现实生活所经历的某个方面相似吗？"如果治疗师在青少年的沙盘中发现了矛盾与冲突，那么就要引导着青少年去解决。虽然问题在沙盘世界中解决了，但是并不代表青少年会解决现实生活中的问题，所以治疗师可以这样引导青少年："如果你在现实生活中遇到了类似的问题，你认为应该这样去解决吗？"

高中生（17 岁以上）沙盘作品的特点是高中时期属于青春期的心理断乳期，因此沙盘作品经常表现出抽象和理性的内容。高中生在沙具数量的选择上与初中生类似，沙盘主题多为自己的感情体验，与初中生所表现的客观现实世界不同。

第六章

共同创造一个世界
——团体沙盘

❖ 团体心理咨询

在毕淑敏的小说《拯救乳房》中描写了一些乳腺癌患者在心理学博士程远青的帮助下战胜了乳腺癌带给她们的精神痛苦，重新开始乐观自信地面对生活的故事。程远青所使用的心理咨询形式就是团体心理咨询。心理咨询主要有两种形式，即个体心理咨询和团体心理咨询，这两种心理咨询都是为了帮助来访者获得心理健康，战胜成长过程中所遭遇的种种挫折和困难。程远青所组建的心理团体小组是面向全社会的，但是这些小组成员有一个共同的特点——乳腺癌患者。

程远青所领导的这个心理团体小组的成员很复杂，她们有的是家境贫寒的下岗女职工，有的是经济状况良好的白领。起初，团体成员之间都是互不信任的，但是在程远青的领导下，成员之间的嫌隙消失了，她们开始述说有关自己的人生故事以及心理痛苦，并在程远青以及其他成员的帮助下战胜了这些困难。最后，其中一名成员为了不辜负大家的信任，当众承认自己是男扮女装。这名成员之所以这样做是因为他也是一名乳腺癌患者，他和大多数人所想的一样，认为乳腺癌是女性疾病，而一名男性患上这样的疾病是难以启齿的。所以自从他患上乳腺癌一直到手术成功后都无法走出乳腺癌给自己带来的心理阴影，才会男扮女装来接受团体小组的治疗。

人是社会动物，团体对一个人的成长和发展十分重要。一个人是无法离开团体的，因为只有在团体内，个体的心理需要才会得到满足。个体在不同的成长阶段内都需要从不同的团体中获得支持，尤其是当个体遭遇了很大的困难时，更需要获得团体内其他成员的支持与帮助。

团体心理咨询具有个体心理咨询所没有的优势。第一，团体心理咨询的效率远高于个体心理咨询，而且省时省力、经济划算。在个体心理咨询中，需要咨询师与来访者进行面对面、一对一的帮助与指导，每次的咨询时间为 50 分钟到 1 个小时。心理咨询想要产生治疗的效果，一两次是远远不够的。但是团体心理咨询可以安排一名心理咨询师面对多个需要帮助的成员，可以同时为许多成员提供心理上的帮助，不仅节约时间，也节约了人力资源，即对心理咨询师的数量要求少。

团体心理咨询之所以会诞生并且受到人们的欢迎，在很大程度上是得益于一个时代背景。在第二次世界大战结束后，许多存活下来的人固然是幸运的，但是他们面对着战争所带来的心理创伤，许多人甚至无法走出战争所留下的阴影，所以第二次世界大战后，心理障碍患者的数量剧增。与此相反的是，心理咨询师的数量却十分有限，尤其是受过严格专业训练的心理咨询师尤其匮乏，而团体心理咨询就是解决心理咨询师人手不足的有效方式。

第二，团体心理咨询实际上就是社会生活环境的缩影，与现实生活中的人际交往十分相似。团体成员在团体活动中的表现，如处理人际关系的方式等，都复制于他们的现实生活。人生活在社会环境之中，既会影响这个环境，又会受到社会环境的影响。在这个社会环境中还生活着其他许多人，因此人与人之间就需要建立不同的人际关系。这种人际关系既可以满足人的心理需要，也会给人的心理带来伤害。甚至可以说，人的许多心理问题都是由于人际关系的处理不当而产生的。所以在解决这些心理问题的时候，可以放到类似的环境中去调整，这个类似的环境就是由团体心理咨询所形成的特定社会环境。

在团体心理咨询中，有咨询师的引导，所以团体氛围一定是充满信任的，而且每个成员都需要遵守保密原则。在咨询师的引导下，团体成员会发现自己的心理问题，并逐渐进行改变。既然在这个特定的人际关系中得到了改变，那么这种改变自然可以转移到现实生活中的人际关系中。

团体心理咨询具有个体心理咨询所没有的优势，当然也具有自身的缺陷。在个体心理咨询中，因为是一对一的，所以咨询师的所有注意力都在来访者身上，咨询师会以来访者为中心解决来访者的心理问题。但是在团体心理咨询中，由于有许多团体成员，所以咨询师的注意力会被分散到许多成员身上。此外，由于团体成员之间以及成员与咨询师之间都是陌生的，所以很难在短时间内建立起信任。再加上咨询师与团体成员之间的接触有限，所以成员对咨询师也很难产生信赖感。

团体心理咨询在进行的过程中是以团体主题为中心的，而团体成员的个人问题排在第二位。有时候，团体成员有特殊的个人问题需要得到解决，但是团体心理咨询无法给他提供这种帮助。也就是说，所有的团体成员不能都得到咨询师的照顾。

在团体心理咨询中，咨询师为了让所有团体成员都能够很快地融入团体生活，常常会刻意安排或设计一些团体练习，当然这只是一种手段，而不是目的。所谓团体练习就是组织一些活动，使整个团体的氛围变得活跃起来，活动通常选择的形式是游戏。

咨询师为了增强团体成员之间的信任感，会采用两种游戏，一个被称为“信任之旅”，另一个被称为“信任跌倒”。

信任之旅是为了让团体成员体验帮助他人与受到他人帮助的感觉，从而增加对他人的信任，更容易接纳其他成员。这个游戏的时间大约为60分钟。咨询师在进行团体心理咨询之前，通常会进行一番充分的准备，选择好一条盲行路线，而且这条道路不是平坦的，有一定的阻碍，如上楼、下坡或拐弯，同时要室内外结合，总而言之，这条道路对蒙上眼睛的人来说是陌生的。

在游戏开始后，咨询师会随机把团体成员分成两人一组，其中一人蒙上眼睛扮演盲人的角色，而另一个则扮演为盲人提供帮助的人，他需要按照咨询师所规定的路线引导“盲人”行走并到达目的地。在游戏进行的过程中，“盲人”与提供帮助的人之间不能进行语言交流，只能用手势或动作帮助盲人。由于扮演盲人的团体成员失去了视觉这种重要的获得外界信息的感官能力，所以只有充分地信任为他提供帮助的团体成员，而扮演帮助角色的成员则因为“盲人”的这份信任而拉近两人之间的心理距离。当然，盲人和提供帮助的人之间的角色会进行互换。

在游戏结束之后，所有团体成员会在咨询师的引导下谈论自己扮演不同角色的感受。例如，当你扮演盲人角色时，你看不见之后的感觉是什么？你会想起什么？为你提供帮助的伙伴是否令你感到满意？你认为这段经历让自己或他人产生了什么样的变化或新的发现？当你扮演为盲人提供帮助的角色时，你是怎样理解盲人的？你是怎样想方设法为盲人提供帮助的？

信任跌倒的优势是建立团体成员之间的信任感以及培养团体的融洽氛围，游戏时间大约为 20 分钟，人数为 8~12 人。游戏可以分成两种形式进行，一种是两两分组，另一种则是在整个团体内进行。

两两分组就是把所有成员分成两人一组，其中一人背对着另一个人，这个人向后倾倒，另一个人接住他。当信任跌倒在整个团体内进行的时候，需要一个成员站在中间，其他成员手拉手围成一圈，站在中间的成员分别向不同的方向倾倒，其他成员把他稳稳接住。

不论是在个体心理咨询还是在团体心理咨询中，保密原则都是十分重要的。不同的是，在个体心理咨询中保密原则是心理咨询师个人需要遵守的，但是在团体心理咨询中，保密原则需要每一位成员遵守。团体心理咨询想要成功地进行下去，必须尊重每一位团体成员的权利和个人隐私，这是必须坚持的基本原则。

成功的团体心理咨询会使每一位成员都与咨询师和其他团体成员产生高度的信任，会在真诚、温暖和理解的团体氛围中情不自禁地说出自己的隐私，如果有团体成员无意中暴露了其他成员的隐私，那么势必会给该成员带来伤害。

当然，不论在个体心理咨询还是在团体心理咨询中，保密的原则并不是绝对的。如果某个成员所暴露的隐私是触犯法律的，如某个成员分享自己杀过人，又怎样躲过了警察的追捕等，这样咨询师就没有必要为来访者保守秘密。还有一种情况是比较常见的，那就是来访者或团体成员的精神状态正处于危险的边缘，如重度抑郁症患者已经出现了严重的自杀倾向，那么咨询师就需要通知相关的人员或组织。之所以这样做，完全是为了保护来访者的个人利益。

❖ 团体沙盘游戏如何玩

小张曾经接受过一次团体沙盘治疗，他记得当时所有成员都对沙盘游戏十分有兴趣，所以在治疗师简单地讲了讲规则之后，大家开始轮流摆放沙具。在整个沙盘作品完成后，治疗师让所有的成员分享自己在每一轮摆放过程中对所摆放沙具的感受。

小张发现所有成员选择的沙具都是为了朝着沙盘的主题靠拢。后来治疗师问大家："沙盘中的哪个区域让你觉得十分舒服？"所有成员都不约而同地认为左上角所塑造出的田园风光让人很放松，治疗师开始引导大家针对田园生活进行交流。

在整个交流的过程中，团体成员渐渐分成了两派，分别代表着不同的观点。其中一种观点认为，田园生活固然令人神往，但是现实生活中的许多问题让我们无法把田园生活付诸实践，所以田园生活只是人们对理想生活的追求，是无法实现的梦想。另一种观点认为，田园生活代表着我们的精神生活，而现实生活则是物质生活，这两者是可以并存且融洽相处的。

最后在给沙盘作品起名时大家颇费了一番周折。团体成员分成了两派，有的人提出叫《我的精神家园》，他是这样解读这个名字的：很多现实的问题让我们无法实现田园生活的梦想，但是它在我们的心中。也有的人则认为应该叫《和谐共生》，他说："在这个沙盘中有我们对物质世界的追求，也有对田园生活的向往，但是这两样东西同时出现在了沙盘中，而且它们之间相处得还比较融洽。这体现了我们对物质生活的追求与对田园生活的追求之间的平衡，这就是和谐。"

在整个讨论的过程中，治疗师都没有表达自己对某种观点的支持，只是默默地倾听。虽然直到沙盘游戏结束，大家依然没有讨论出来一个结果，每个人都坚持自己的观点，但是小张觉得，这次的沙盘游戏已经深深地触动了自己的神经，让小张开始思考自己在现实生活中的状态以及对生活的追求，潜移默化中改变着小张对生活的态度。

团体沙盘游戏是一种常见的团体心理咨询手段，需要几个人在一个沙盘内共同创造出一个世界。由于参加沙盘游戏治疗的人数不再是一个人，所以在摆放沙具的时候需要有一个先后顺序。为公平起见，治疗师会让团体成员采用抽签或猜拳的方式来决定先后顺序。所有成员都摆放过一次沙具之后为一轮，团体沙盘游戏一般需要进行12轮左右。在摆放沙盘的过程中，整个氛围是沉默的，成员之间不能进行语言或肢体上的交流。

当然随着沙盘游戏的进行，沙盘上的沙具会越来越多，有的成员会不知道摆放什么沙具好，所以成员有弃权的权利。治疗师还需要告诉所有成员，他们有拿掉其他成员已经摆好的沙具的权利，但是拿掉沙具就相当于摆放了沙具。拿掉沙具的前提条件是，此沙具让自己感觉不舒服或此沙具与整个沙盘作品的风格格格不入。治疗师需要告诉所有成员，每个人每一轮只能有一次操作，如放入一个沙具，挖一条河流或拿走一个沙具等。

在个体沙盘游戏中，来访者可以随心所欲地摆放沙具，治疗师都不会干扰他。但是在团体沙盘游戏中，这种自由要受到一定的限制，这就好像每个人在现实生活中不能随心所欲一样。例如，某个成员想要拿掉另一个成员所摆放的沙具，因为那个沙具让他感到十分讨厌，但是他未必会做出拿掉沙具的行为，因为他需要考虑那个成员的感受，他认为自己不能做出伤害他人感情的事情。也就是说，在完成整个沙盘作品的过程中，每个成员都必须学会适应和接纳其他成员。

团体沙盘游戏所使用的沙盘虽然比个体沙盘大一些，但也不会太大，这是团体沙盘游戏所特有的现实性特点，就好像现实生活中我们会受到各种各样的限制一样。

在沙盘游戏开始之前，治疗师必须向所有成员说清楚应该遵守的规则，因为这些规则有利于团体的和谐，在无规则的状态下，成员之间很容易产生矛盾。

在这个过程中，治疗师所扮演的角色十分重要，通常会由1~2个咨询师主持。治疗师需要为所有的成员营造一种包容和安全的氛围，让所有成员都感到自由、安全和受到保护。在所有成员参加团体沙盘游戏之前，治疗师必须通知每个成员，他们有一次与其他人一起做游戏的机会。

治疗师在选择团体成员的时候还有几点要求。第一，所有成员面临的心理问题比较类似。第二，成员之间的性格特点不一样。第三，成员之间的年龄不同，但是年龄跨度不能太大。团体成员的人数在 5~10 人最合适。

所有成员参加团体沙盘游戏必须是自愿的。如果在中间阶段，某个成员提出了退出的要求，那么治疗师需要了解成员退出的理由，同时允许成员退出。如果曾经退出的成员是因为某种客观原因而不得已退出，之后想要再次加入，那么该成员需要向咨询师提出自己想要加入的意愿。但是最终决定不能由治疗师一个人说了算，而是需要全体团体成员进行讨论后再决定。

整个团体沙盘游戏的时间一般为 50~60 分钟，在时间快要结束的时候，治疗师需要提醒所有成员，这是最后一轮沙具摆放了，从而让所有成员做好结束的心理准备，以免突然的结束给所有成员造成不满。当然，至于团体沙盘游戏是否结束，不能仅仅从时间的长短来判断，治疗师还要观察整个沙盘作品是否已经凸显出了主题。

因为参加团体沙盘游戏的人数比较多，记录工作比个体沙盘游戏要复杂得多，所以团体沙盘游戏的治疗师需要具备过硬的专业素质。此外，治疗师还应该注意到每一位成员的感受。

在沙盘作品完成之后，治疗师会允许每一位成员对整个作品进行一番修饰，也就是调整一下某些沙具的位置，当然成员也有放弃的权利。

之后进入讨论阶段，每个成员需要谈论自己摆放某个沙具时的感受以及他人摆放沙具时自己的感受，最后所有成员商量出一个沙盘主题。在讨论的过程中，每个成员所表现出来的姿态各不相同。有些成员比较积极，会谈论自己的感受，也会提出许多问题。这个时候，治疗师可以帮助成员进行更深入的讨论。如果治疗师感觉该成员需要进行更深层次的讨论，那么治疗师可以适当地结束话题，在团体沙盘游戏结束之后，单独找该成员进行讨论。当然，还有一些在讨论之中一直保持沉默的成员，治疗师一定要多多注意此类成员，并且鼓励该成员发表自己的看法。

在每一轮的摆放过程中，每个成员都会产生一定的变化，这种变化通常体现在他们所选择的沙具上。因为在团体创作的过程中，每个成员都在进行自我调整，从而让自己与团体变得更加融洽，每个成员所出现的变化实际上就是团体沙盘游戏治疗所产生的效果。

整个沙盘游戏的最后阶段是拆除沙盘作品，治疗师需要引导团体成员把自己所摆放的沙具从沙盘上拿走并且摆放在架子上，把沙盘中的沙子抚平，一切都和来之前一样。如果某个团体成员表示，自己实在无法接受这个拆除的过程，那么治疗师也应该尊重该成员的个人意愿。

❖ 在磨合中共同成长

小王曾经接受过个人沙盘游戏治疗，有一次治疗师告诉他有一个团体沙盘游戏的机会，问小王是否愿意参加，小王觉得很有意思，便决定参加。参加这次团体沙盘游戏治疗的人除了小王还有四个人，这四个人分别以 A、B、C、D 来代称。

在沙盘游戏开始前，治疗师先简单地讲了一下规则，然后对大家说："在接下来的游戏中，大家需要共同努力，在沙盘上创造出一个世界，架子上的沙具任由你们挑选。"之后的抽签决定 A 是第一个摆放沙具的人，小王是第二个，B 是第三个，C 是第四个，D 是第五个。

在第一轮沙盘游戏中，A 选择了十字架，小王选择了一座桥，B 选择了一只可爱的小老虎，C 选择了一幢房子。D 排在最后，所以他不知道该选择什么沙具，于是就弃权了。

从第一轮摆放的沙具类型中，我们可以看出所有成员之间所选择的沙具并没有什么联系，可以说大家都在按照自己的意愿进行选择，而不是试图创建一个主题鲜明的沙盘作品。对初次进行团体沙盘游戏的成员来说，这种现象是比较常见的。

团体沙盘游戏治疗想要达到预期的效果，一般需要进行许多次，团体成员之间关系的建立需要一个磨合的过程。在初次团体沙盘游戏中，成员之间所选择的沙具通常不会顾及其他成员的感受，因此沙盘作品中所出现的沙具显得比较杂乱，没有秩序，且主题不明显。成员之间的陌生感会使大家无法理解对方为什么会摆放这个沙具。此外，由于每个成员都有权利拿掉其他人所摆放的沙具，所以就给矛盾和冲突的产生提供了可能。

但是随着游戏次数的增加，团体成员之间开始变得相互理解，也逐渐认识到他们是一个统一的团体，拥有共同的目标，即共同创建出一个沙盘世界。渐渐地，成员就会接受其他人拿掉自己所摆放沙具的事实，并且理解他人这么做完全是为了让整个沙盘世界变得更加和谐。

在第二轮沙盘游戏中，A 选择了一只蜘蛛，小王选择了一个苹果，B 选择了一辆汽车，C 没有选择新的沙具，而是把房子的位置从西北角移至正北方，D 选择在小王所选择的那座桥下面挖出一条河流。

从第二轮的沙具选择上我们可以看出，D 已经做出了改变，他开始配合伙伴小王所选择的沙具——桥，并且创建了一条河流，这便是团体沙盘游戏治疗所具有的促进人际关系互动的功能。

虽然我们每个人都依赖社会而生存，但也是一个个个体，具有不同的世界观、人生观和价值观。当人和人之间的观点不同时就容易产生矛盾，从而使人际关系变得紧张起来。每个人都希望自己能够控制局面，让事情的发展按照自己的意愿进行，让其他人接受自己的观点，但是这往往很难做到。

在个体沙盘游戏中，个体可以完全按照个人意愿行事，治疗师只会包容和接纳来访者。但是在团体沙盘游戏中，每个成员都不可以完全按照自己的意愿摆放沙具，他们需要考虑其他成员的感受，这一点与现实生活更加相似。

在现实生活中，想要获得良好的、和谐的人际关系，就必须学会改变自己，不能自己想怎样就怎样，任性是小孩子的权利，因为成人不会和小孩子计较。但是如果一个成人不分场合的任性，人们只会觉得他是一个不成熟的人。

在团体沙盘游戏中，成员之间摆放沙具时是不能进行语言或肢体上的沟通的，所以每个成员的想法无法及时得到沟通，也就无法达到相互理解的程度，这个时候成员除了采取改变自己的方式，没有其他更好的办法。当成员试着改变自己的想法和行为后，就会发现整个沙盘作品会变得越来越和谐，沙盘的主题会越来越凸显。

随着团体沙盘游戏次数的增加，成员之间的默契程度会越来越高，表现在沙盘作品上就是主题变得越来越明确和统一，初次团体沙盘游戏中的那种杂乱无序的情况会从沙盘作品中消失。

当整个团体沙盘游戏治疗结束后，每个成员获得了人际互动的能力和经验，他们会把这种经验转移到现实生活中，主动地在人际交往中进行自我改变，有利于和谐人际关系的建立，从而解决一定的心理问题。例如，有的人在现实生活中完全不考虑其他人的感受，什么事情都我行我素。那么在团体沙盘游戏中，他就会完全不顾及他人的感受去摆放一些不和谐的沙具，或是肆意移动或拿掉其他人的沙具，他的这种行为势必会引起其他成员的强烈不满。虽然这种不满的情绪不一定会让这个人立即感觉到，但是在后面的沟通阶段，其他成员会说出自己的感受，此人意识到了自己的问题后，在下一次的团体沙盘游戏中就会注意，从而在整个治疗结束后改变自己的行为方式。

在第三轮沙盘游戏中，A 选择了一条蛇，小王选择了佛像，B 把自己所选择的小老虎由中间移动到了西边，C 选择了十字架，D 在河流边放了一块石头。

在整个沙盘游戏的过程中，每个成员都在进行察言观色，试图了解其他成员的想法或性格特征，同时进行自我反思，从而调整自己的行为。随着游戏的推进，沙盘上的沙具越来越多，沙盘上空余的位置越来越少，成员也开始意识到想要成功创建出一幅沙盘作品就不能为所欲为。所以沙具摆放的速度会变得缓慢起来，成员在挑选沙具的时候也会变得更加谨慎，一方面他们需要考虑自己所挑选或摆放的沙具是否有利于凸显主题，另一方面还需要思考自己把该沙具摆放在某个成员的沙具旁边是否会被他所接受。

有的成员会随着游戏的推进变得不知所措，常常会出现弃权的现象。这种弃权现象的出现或许是因为当事人不知道该怎样做，担心自己摆放某种沙具会破坏整个沙盘的风格，或是担心自己会给其他成员带来伤害。

当然在摆放沙具的过程中成员之间还有可能出现矛盾，有的成员便会采用弃权的方式来进行无声的阻抗。例如，当一个成员所选择的沙具总是被其他成员拿掉时，他就会觉得自己受到了伤害，所以采用弃权的方式来表达自己的不满。

在团体沙盘游戏中，为了保证团体沙盘的顺利进行，治疗师会给成员制定一些规则，如果成员不遵守游戏规则，那么游戏就无法进行下去。所以当某个成员受到伤害时，会碍于规则的存在，表现出表面上的顺从，但是内心还是阻抗的，就有可能采用弃权的方式。例如，既然我所摆放的沙具总是被拿掉，那干脆我什么也不要摆好了。

对于成员所出现的阻抗心理，治疗师一定要细心观察，从而在后面的交流阶段鼓励成员说出自己当时的感受。在听了成员的述说后，治疗师必须保持接纳、宽容的态度，不能表达自己的看法，让成员们进行讨论和交流，从而使该成员主动进行自我反思。

在团体沙盘游戏中，如果某个成员感觉自己无论如何都无法融入团体的时候就会出现中途退出的现象，这是该成员的自我保护方式。虽然这种方式明显是在自我逃避，但是治疗师也应该允许成员退出。

有些成员的性格比较强硬或独立，不愿意在团体沙盘游戏中改变自己，那么他也有可能会做出中途退出的决定，治疗师也应该尊重该成员的个人意愿。

不论成员是出于哪种想法选择退出，治疗师都应该让该成员写出自己选择退出的心理感受。此外，治疗师可以在征求该成员同意的情况下，让其接受个体沙盘游戏治疗，从而进行一番自我调整。

在沙盘摆放结束后进入感受交流的阶段。治疗师对所有的成员说："这是大家第一次接受团体沙盘游戏治疗，在这之前大家一定会产生某种想象，如对这次团体沙盘游戏治疗的期望等。现在我们已经完成了沙盘作品，那么此刻大家的感受是什么呢？"

A说："我觉得把一些相互之间并不了解的人聚集在一起，创造一个沙盘世界是比较困难的，我之前觉得大家一定会自顾自地选择沙具，一开始也的确是这样。但是在第二轮和第三轮的时候有些人已经开始改变，直到最后我们共同完成了一个完整的世界，得到了一个不错的结果，我觉得这挺难得的。"

小王说："我觉得我们这个团队还是不错的，大家互相之间虽然有些陌生，但是起码的尊重还是有的，而且整个沙盘作品给我的感觉也比较舒适。我觉得如果有同伴放上了一个我想摆放的沙具，就会有一种被理解的感觉，这种感觉很舒服。在沙盘刚开始进行的时候，我们每个人似乎都在认真地经营一片属于自己的小天地，但是后来大家似乎都感觉到了这个沙盘是属于我们共同的世界，所以大家开始改变自己。”

B说：“一开始我觉得挺新鲜的，但是后来变得越来越紧张，因为唯恐自己会得罪其他人，而且我觉得这个沙盘作品中有一丝不和谐的存在，并不是那么完美。”

C说：“我感觉还是挺神奇的。这是我第一次参加团体沙盘游戏，所以我是带着好奇和期待的心情来的。我在进入沙盘室之前，甚至都没有一个明确的想法，也没有什么计划，只是想让一切都顺其自然。其他人在摆放沙具的时候，我也没闲着，我在观察，试着猜想其他成员会做什么。我觉得团体沙盘游戏和个体沙盘游戏完全不同，团体是有计划性的，而且大家要遵守规则。我觉得团体沙盘游戏与真实世界中人与人之间的相处十分相似，需要理解他人，同时希望他人能够理解自己。”

D说：“由于我的顺序排在最后一个，所以觉得自己还是挺幸运的，在每一轮结束后都可以看到整体的布局，并且根据总体布局来选择某种自己认为合适的沙具。其实我觉得自己的作用还是挺重要的，毕竟是收尾的嘛。”

治疗师：“那么有人觉得其他人摆放的某种沙具让自己感觉不舒服吗？”

B说：“有，A所选择的蛇和蜘蛛让我觉得不舒服，因为蛇是我最害怕的动物，蜘蛛是我最讨厌的昆虫。在摆放的过程中，我甚至想要拿掉这两样东西，但是由于考虑到A可能会不高兴，所以我没有拿掉。”

治疗师：“那么A是否在摆放的过程中感觉到了B的情绪呢？”

A说：“实际上在我第一次放蛇的时候我就感觉到B似乎并不舒服，他的表情变得非常严肃。后来我摆放蜘蛛的时候，B也是那种严肃的表情。但是我觉得自己就想选择这两样东西，不会因为其他人的感受而改变。”

治疗师：“那么如果B选择移动或拿掉你所摆放的这两种沙具，你的感受会是什么？”

A回答道："肯定会不舒服，我会想你为什么一定要移动或拿掉我的东西呢？"

治疗师："那你们觉得自己所选择的沙具中哪个能够代表自己呢？"（这是一个自我像的分享过程，自我像通常会出现在沙盘作品中，是个体对自己的认知。自我像可能是人物像的沙具类型，也可能是其他的沙具类型。）

B首先回答说："小老虎吧。"

治疗师："为什么是小老虎呢？"

B回答道："因为小老虎很可爱，但它在长大之后又会变得很厉害。我希望自己未来会变得很厉害。"

小王回答说："我觉得是苹果，我觉得自己在现实生活中已经获得了一定的成就。"

C说："我觉得是十字架，因为我是一名基督徒。"

A说："我觉得这里面没有我的自我像。起初我想选择十字架，但是觉得不妥，可是蛇和蜘蛛也无法象征我。"

治疗师："如果现实生活中你找不到自我的存在，你会有什么样的感受呢？"

A说："迷茫吧，整天变得浑浑噩噩。"

D最后才开口说："这里面也没有我的自我像。在现实生活中我虽然是一个事业有成的人，但是我很迷茫，感觉压力很大，每天都会有一种疲惫感。有时候，我甚至想结束目前所面临的生活，去寻找自己想要的生活。但是我没有办法这样做，因为我有父母、妻子、孩子，我是家里的顶梁柱。"

在现实生活中，人与人之间想要做到相互理解，沟通是必不可少的。在团体沙盘游戏中，沟通阶段也是非常重要的。在治疗师的引导下，所有成员会开始思考自己的行为方式是否会在不经意间给他人带来伤害，或是自己在这个团体类的游戏中是否太过以自我为中心。

有的人甚至会反思自己在团体沙盘游戏中是否已经丧失了独立性，总是被他人所摆放的沙具所左右，而没有摆放一件符合自己心意的沙具。这种反思非常重要。因为在团体中，我们要改变自己以更好地适应团体生活，但这并不意味着我们要丧失自己的独立性，一味地迎合他人，在保持独立性与改变自己之间我们应该把握好尺度。

在初次团体沙盘游戏中，由于所有成员都在进行磨合，所以冲突和矛盾是在所难免的，整个团体给人一种比较难以协调的感觉。而在交流阶段，每个成员可以坦诚地说出自己的想法和感受以及自己对整个团体的期望。因为大家都是开诚布公的，所以有些话可能带有一定的攻击性，甚至出现激烈的争论，这也是一种磨合的方式。虽然坦诚的为人处世方式可能会给他人带来伤害，但是绝大多数人都喜欢坦诚。因此，在沟通阶段结束后，大家会感觉非常舒服，而且发现，他之所以会对某个成员有偏见，可能只是自己的误会，一沟通就可以解除。

小王和他的同伴们接受了第二次团体沙盘游戏治疗，在这次沙盘作品完成后，治疗师引导他们说一说这次沙盘游戏的感受以及这两次沙盘游戏给自己带来了怎样的变化，这种变化是否代表着心理上的成长。

A 说：“这一次我没有完全按照自己的心愿选择沙具，因为我担心会给他人带来伤害。在决定沙盘主题的时候，这个主题虽然并不符合我个人的意愿，给我一种不舒服的感觉，但是我觉得这就是现实生活，不可能完全按照自己的意愿，顺其自然更好一些。”

小王说：“我觉得也是这样，在现实生活中，我们必须以平和的心态接受那种不合自己心意的人和事，有些时候甚至得主动做出改变。”

C 说：“我感觉到了团结的力量，对我们个人而言，每次沙盘游戏所选择的沙具其实并不多，进行三轮，也只能拿三次沙具，如果只有三件沙具在沙盘上，沙盘会显得很单调。但是我们五个人每个人拿三件沙具，就会构成一个丰富多彩的世界。而且这一次，大家都不再自顾自地创造属于自己的小世界，而是努力创造一个大世界，这种放弃个人意愿的团结力量让我很感动。在现实生活中，这应该叫作‘牺牲小我以成全大我’吧。”

D说：“从这两次的沙盘游戏中，我有一个重大的发现，虽然我们为了能共同完成一件满意的作品而不得不进行自我改变，但是并不意味着完全丧失自我，我们不能太拘泥于规则，也可以适当地保持一些独立性。我们每个人都有属于自己的一个世界，对相同的人或事都会有不同的理解和看法，所以我们应该多听一听他人的想法。”

作为群居动物的人类，团结是必不可少的，因为只有许多人团结起来才能在残酷的自然环境中生存下来。在没有先进武器的远古时代，或许一个人不是老虎的对手，但是一群人合作就可以杀掉老虎。每个人总是属于某个团体的，如属于某个国家、某个家族等，但是在现代生活中，这种团体似乎变得越来越不重要，一个人完全可以独居生活。但是完全独居的生活无法满足人们心理上的需求，这就是归属感的心理需求。这种心理需要必须在团体生活中才可以得到满足，让个体觉得自己就是这个团体中的一部分。

在马斯洛所提出的需要层次论中，归属感的需要属于比较高层次的需要，只有当一个人为某个团体负责以及得到了这个团体成员的认可后才会产生的一种满足感。这种归属感可以让个体获得力量和信心，也可以培养一个人的责任感，如某个人之所以忠于某个团体，不单单是因为他可以从中获利，还因为他觉得自己对这个团体负有责任。

在团体沙盘游戏中，刚开始团结的氛围很弱，就好像一盘散沙一样。

但是随着成员之间不断磨合，团体氛围变得越来越浓厚，大家在选择沙具的时候会考虑到整体的效果，不希望自己的沙具破坏这种和谐的沙盘世界，从而主动调整自己的行为和心理，并且关注其他成员所摆放的每一件沙具。在沙盘游戏中所形成的责任感会转移到现实生活中，使得每个人更加有责任心。

❖ 家人一起玩沙盘

每个人都生活在一个团体内，需要与其他人打交道，因此大家都面临着适应团体生活的问题，其中处理好自己与其他团体成员之间的关系尤为重要。在团体沙盘游戏中，治疗师会尽量为所有成员营造一个轻松、自由的环境。团体成员之间因为一次次创造不同的沙盘作品，而渐渐学会理解对方，从而体验到团体协调的重要性，了解自己对整个团体的责任。团体成员把在沙盘游戏中所体验到的种种感觉应用到现实生活中，会获得一种良好的人际关系。

对一个刚刚成立的新团体而言，成员之间比较陌生，所以无法相互理解，整个团体的凝聚力比较低。这个时候，如果成员能够多参加几次团体沙盘游戏，不仅可以帮助成员个人更好地融入新的团体，也有利于团体凝聚力的提高。

据调查显示，团体沙盘游戏治疗在学校取得了不错的效果。老师们反映说，那些平时不服管教的学生在参加过团体沙盘游戏后，在团队合作方面的表现比以往有很大的改善。这是因为团体沙盘游戏实际上就是一种合作方式的治疗，它可以帮助学生学习如何进行有效的合作，从而对现实生活产生积极的影响。

对儿童时期的个体而言，当他们遇到一些问题时需要得到成年人的指导，如如何处理人际关系。但是成年人对这方面的指导往往无法起到明显的作用，因为处理人际关系的能力需要儿童自己从与同伴的交往中学习，而团体沙盘游戏刚好为儿童提供了这种机会。对青少年来说更是如此，因为青少年已经开始试着脱离成年人的庇护而生活，因此同伴对他们来说更加重要，有的青少年甚至认为朋友比父母更能理解自己。

在所有的团体形式中，家庭是一种比较特殊的团体形式，尤其是现代家庭。不同于过去的家庭形式，现代家庭的组成十分简单，通常只有父母和孩子。家庭成员在一起相处的时间比较长，所以人们理所当然地认为家庭成员之间应该是相互理解的，用不着专门进行沟通。

正是因为这种误解，所以家庭成员之间往往很容易出现误解和矛盾。如果家庭成员间的矛盾没有及时得到化解，那么家庭会面临危机，如亲子之间的矛盾或夫妻之间的矛盾等。

团体沙盘游戏治疗同样适用于家庭，它可以改善家庭成员之间的关系。家庭成员在共同创作沙盘作品的时候，会渐渐暴露出家庭的现状与问题，每个家庭成员之间的感受也会投射到沙盘之中，从而改善成员之间的关系。

小浩是一名大一的学生，自从上大学之后他几乎就没有回过家，因为他与父亲之间的关系很糟糕，所以不愿意回家面对父母，不过小浩与母亲之间的关系还算不错。母亲为了能缓和小浩与父亲之间的亲子关系，决定带着他们去接受团体沙盘游戏治疗。

治疗师通过母亲的叙述了解到，小浩从小与父亲的关系就比较生疏，在上小学的时候，小浩的生活和学习都是由母亲管理，父亲从未插过手。由于小浩父亲的工作比较忙，所以小浩能够见到父亲的机会也比较少，在小浩的心中父亲就好像寄居在家中的陌生人一样。

但是父亲的这种放养式教育在小浩上初中时结束了。小浩上初中时的班主任正好是父亲的高中同学，所以小浩在学校内的一举一动都被老师及时地报告给父亲。为此，小浩的父亲总是批评小浩，有的时候甚至会动手打小浩。父亲的教育方式让小浩十分反感，导致小浩的学习成绩越来越差。当父亲得知小浩的学习成绩不好时，又会继续大骂。这种恶性循环让小浩变得越来越叛逆，他总是逃学去上网或打架，他有一次甚至把同学打伤住院。小浩的父母为了息事宁人，赔了很多钱。面对如此叛逆的小浩，父亲没有反思自己的教育方式，反而对他进行更加严厉的打骂。

小浩的母亲曾经试图劝说父亲改变粗暴的教育模式，但是没有成功，为了保证家庭表面上的和谐，母亲选择了沉默。

由于小浩学习成绩不理想，所以没有考上重点高中。小浩的父亲为了让小浩接受更好的教育，到处托人找关系，还花了很多钱，终于把小浩送进了重点高中。小浩的父亲总是拿小浩与同事的孩子进行比较，因此很容易出现不平衡的心理，他经常指责小浩浪费了家里很多钱，还让他赔尽笑脸。小浩听了不服气，便和父亲顶撞。所以父子之间的关系变得越来越紧张，家庭矛盾一直在不断地升级。一家三口在一起吃饭的时候，甚至连一句话都不说，即使有人说话了，最后都会变成争执。

小浩上高中的时候恶习难改，他仍然经常与同学打架，有一次又把一名同学打伤了，家里为此赔了很多钱。父亲对小浩的态度更加恶劣，父子之间的关系也进一步恶化，有时候甚至会发生激烈的争吵，接着便动起手来。后来，小浩以艺术生的身份上大学走了，父子之间的冲突也因为距离远见不到面而消失了。

在团体沙盘游戏开始前，治疗师让这一家三口以抽签的方法决定摆放沙具的顺序，最终母亲抽到了 1 号，父亲抽到了 2 号，小浩抽到了 3 号。后来母亲把第一个摆放的机会让给了小浩，所以摆放沙具的顺序变成了小浩 1 号、父亲 2 号、母亲 3 号。之后，治疗师引导小浩及其父母感受沙子。

在体验沙子的过程中，小浩表现得很积极。小浩在体验了一会儿沙子后用手捧着沙子，分别洒在父母的手上。这个时候，治疗师注意到，小浩与母亲进行了一次眼神交流。

在体验沙子的过程结束后，治疗师问道："你们能说一说自己在抚摸沙子时的感受吗？"小浩说："我从沙子中感受到了温暖和包容，我可以让沙子变换成不同的样子。"

治疗师问："刚才我注意到你将沙子洒在了父母的手背上，你当时的感受如何？"小浩说："我觉得把手埋在沙子中的感觉很不错，我希望父母也能体验到这样的感觉，所以我往他们的手上洒了沙子，这样我们可以更深刻地体会到沙子给我们带来的感觉。而且在整个体验的过程中，我们无法用语言进行交流，所以只好采用这种交流的方式。"

听到小浩的解释后，父亲和母亲均表示，小浩长大了，也懂得替父母着想了。之后，治疗师对他们说："现在沙盘游戏正式开始了，你们可以任意使用架子上的沙具，想怎么摆放在沙盘中就怎么摆放，没有任何限制，全凭自己的意愿。"

在第一轮沙盘游戏中，小浩首先创造了一片大海，在后面的解释中小浩表示大海可以让他感觉很舒服。父亲在大海的左上方挖出了一条河流，河流的水正好注入大海中。母亲选择了一名女性放在海边。

第二轮，小浩选择了一些鱼类放到大海中，小浩认为这样可以让大海看起来生机勃勃。父亲选择了一座桥放在河流上，这样可以营造出"小桥流水人家"的氛围。母亲选择了一个男孩和一个男人摆放在海边，与之前选择的一个女人，看起来就像是一家三口。

这一家三口前两轮所创造出的沙盘作品表面上看起来比较和谐，但是相互之间并没有产生联系，因为他们三个人并不在共同创造一个世界，而是创造着各自的小世界。

第三轮，小浩选择了一艘船放在大海的中心，父亲则选择了一些植被点缀起沙滩来，母亲选择一辆汽车放在沙滩上。

第四轮，小浩选择了一只雄鹰放在海边，父亲选择了一幢房子放在海边，母亲选择了一些草坪点缀在房子的周围。

最后一轮，小浩选择了一只小狗放在母亲所选择的三个人物类型沙具的后面，父亲则选择了栅栏放在房子周围，母亲选择了一些美丽的贝壳放在海滩上作为点缀。

在沙盘游戏的修整阶段，母亲拿走了父亲摆放在房子前的栅栏，把栅栏放在了沙滩上面的一片空地上。

在沙盘游戏的交流阶段，治疗师首先让他们给自己的沙盘游戏制定一个主题。在思考了一会儿后，父亲抢先回答道："就叫《风景》吧。"母亲思考后说："还是叫《旅游》吧。"小浩则说："我觉得我们这一次合作的沙盘作品看起来挺和谐的，还是叫《和谐》更合适一些。"最终，小浩的父母都同意小浩所起的名字。

治疗师说："这个沙盘作品是你们三个人共同完成的，所以接下来我希望你们可以用心去感受这个作品，然后说出你们在创造过程中的种种感受。"

小浩首先分享了自己的感受："在体验沙子的时候，我就觉得很不错，因为我渐渐地进入了平静的状态。在沙盘刚开始的时候，我挖出了一大片海，因为我很喜欢大海。然后我往大海中放入了一些鱼类，因为大海有了生命才会变得更加有活力。我在海中放入一条船的目的是希望以后我们的生活能够一帆风顺。我把一只小狗放在了母亲所选择的那三个人后面，是因为我觉得那三个人就是我们一家三口，加上小狗这只宠物会变得更加美满，而且我很喜欢狗对待主人的忠诚。"

紧接着父亲也开始分享自己的感受："这是我第一次接触沙盘游戏，在体验沙子的时候我觉得这是小孩子的把戏，所以并不用心，没有感受到儿子说的那种美好的感觉。后来儿子在叙述体验沙子的感受时，我才意识到沙子的神奇作用。我看见儿子挖出了一片大海，想到许多河流会注入大海，于是我挖出了一条河流。在河上面摆放一座桥，是觉得桥具有沟通和连接的作用。后来我觉得沙滩上光秃秃的什么也没有，于是选择了一些植被作为点缀。选择一幢房子，是因为觉得这幢房子就是我们的家。在房子前面放栅栏是觉得这样可以获得一些独立的空间，而且这个栅栏可以给人一种安全感。所以在调整的阶段，妻子拿走我的栅栏给我一种很不舒服的感觉。”

妻子这个时候解释道：“我觉得那个栅栏是一种阻碍，所以决定把它拿掉。”小浩紧接着说道：“其实我看到那个栅栏也觉得很不舒服，心里觉得堵得慌，就算妈妈不拿走栅栏，我也会把栅栏拿走的。”

听到妻子和儿子的解释后，父亲表示：“开始我的确感觉不舒服，但是听到妻子和儿子的解释后，感觉还是可以接受的。而且我觉得这与我们的日常生活很相似，在现实生活中我们也会有很多矛盾，但是通常大家都不会沟通，因为觉得没必要，所以才会导致矛盾变得越来越大。今后，我们一定得在生活中加强沟通，这样我们才能了解对方的想法，从而避免误会，让我们的关系更加融洽。”

妻子开始叙述自己的感受：“在体验沙子的时候，儿子把一些沙子洒在我的手背上，那个时候我就觉得我从儿子那里获得了力量和希望。刚开始小浩挖出了一片大海，我觉得这很符合我的心意，因为大海给人一种心胸开阔之感，可以让人排解日常的烦恼。我拿的那三个人象征着我们一家三口。其实我也想摆放一幢房子来象征我们的家，可是丈夫已经这么做了。选择一辆汽车是给我们假日休闲提供一种交通工具。我看见丈夫往海滩上摆放了一些植被，所以我选择了一些草坪来点缀房子，让一切变得更加具有生命力。”

通过这一次的团体沙盘游戏治疗，一家三口意识到了沟通和相互理解的重要性，他们表示在以后的日常生活中一定要勤于沟通，尤其是在有矛盾的时候。只有这样，他们之间才能做到相互理解，从而创造出和谐温馨的家庭氛围。

当沙盘游戏治疗被应用于家庭的时候，可以改变家庭成员之间互动所特有的模式，让所有的家庭成员都参与到治疗之中，通过游戏家庭成员之间可以实现互动与交流，呈现问题与解决问题。无论是在日常的家庭交流中，还是在传统的心理咨询中，孩子与父母在一起的时候，总是处于非常被动的状态，因此亲子之间的互动变得很少，也很难解决问题。但是在沙盘游戏治疗中，父母和孩子可以在轻松自由的氛围中自然地进行沟通和互动，从而使家庭成员之间相互理解。

在进行家庭治疗的时候，治疗师的态度必须保持中立，不能评价来访者做法的好坏，也不能强迫来访者接受自己或其他人的意见。例如，治疗师比较倾向于处于弱势地位的孩子，认为其父亲或母亲不应该打骂孩子，治疗师这种偏袒孩子的态度不应该在沙盘游戏中体现出来。

❖ 夫妻一起玩沙盘

在夫妻问题的治疗上，沙盘游戏是一种不错的选择。当治疗师决定采用沙盘游戏的方式来解决夫妻二人的问题时，也应该根据具体的情况来决定夫妻二人到底是共同使用一个沙盘，还是独立进行沙盘游戏。

当夫妻之间的关系比较疏远，彼此之间的沟通很少时，最好采用团体沙盘游戏的形式，这样可以让夫妻二人更好地进行沟通，在沙盘游戏中学习沟通的技巧。当夫妻因为某个问题而过于纠结的时候，最好选择个体沙盘，这样才能更好地发现问题并解决问题。例如，夫妻双方中的一位或两位都害怕受到对方的批评，在摆放沙具的时候变得过于小心谨慎，这个时候为了保证个体在沙盘游戏中的独立性，使用个体沙盘游戏治疗就更加合适。

在夫妻创建沙盘作品的时候，治疗师一定要留意他们的行为和态度，并且进行记录。在个体沙盘游戏治疗中，治疗师容易理解个体在沙盘游戏中的心理状态，但是在夫妻沙盘游戏中，治疗师需要把夫妻二人看成一个整体，并且从整体的角度进行理解。

在现实生活中，我们通常会把夫妻看成两个独立的人，而不是看成一个整体，但是在沙盘游戏中不同。治疗师应该告诉前来接受治疗的夫妻："在这个游戏中，你们是一个共同运作的整体，你们是被看成一个整体的。因此，即使出现了问题，也不是个体受到评判。所以在摆放沙具的过程中，你们都不用畏惧自己会和对方进行对比。"

每一个人的信念、价值观等方面都会受到其原生家庭的影响。在夫妻关系刚刚建立的时候，夫妻二人都会各自携带着其原生家庭的痕迹，这会直接影响个体处理夫妻关系时的态度，如表现出亲近或依恋等。在夫妻沙盘游戏治疗中，这种来自原生家庭的影响会暴露出来，可以帮助治疗师更多地了解有关夫妻关系的问题。

小夏是一名刚刚结婚不久的女性，她对自己的夫妻关系十分焦虑，因为她觉得自己属于被支配的一方。在夫妻沙盘游戏开始后不久，小夏的丈夫就武断地引导着整个沙盘作品的创作方向，而小夏则完全按照丈夫的引导做出选择，治疗师甚至感觉到小夏似乎害怕参与沙盘游戏。

在沟通的阶段，小夏和丈夫分别从不同的视角去看待与描述沙盘作品。小夏透露出，她小时候总是被父亲批评，所以非常敏感和自卑，在夫妻关系中，小夏总是害怕会受到丈夫的批评。

通过这次沙盘游戏治疗，小夏和丈夫都对对方的内心世界和自己曾经从属的原生家庭中所产生的心理问题有了一个新的理解。而小夏也在治疗师的鼓励下释放自己，勇敢地在丈夫面前表达自己的观点，分享自己的感受。

沙盘游戏可以让夫妻了解到沟通与表达的重要性。每个人在步入婚姻之前都会有一定的期待，这种期待通常不会表达出来，会在对方毫不知情的情况下去努力满足这种期待。由于夫妻二人的期待不同，所以努力的目标也不同，因此夫妻关系就容易出现问题，每个人都认为自己为夫妻关系的和谐做出了牺牲和贡献，但是对方的实际行动与自己的期望背道而驰。例如，当妻子觉得某样东西不错就买给自己的丈夫，但是丈夫觉得理所当然，没有表示欣赏，也没有表达感谢时，于是妻子会觉得丈夫对自己不够重视。

在沙盘游戏中，夫妻可以在治疗师的引导和帮助下表达自己的期待，让自己的希望和动机都被对方知道和了解，让彼此看到他们期待中的差异和相似之处。之后，夫妻二人就可以根据这种新的认知采取行动，进行改变。

第七章

用沙子抚平创伤
——沙盘游戏治疗

❖ 儿童期未解决的困境

小琴是一个被收养的孩子，她在刚出生后不久就被亲生母亲抛弃并被送到孤儿院中，所幸的是小琴在其婴儿期的时候就被现在的养母收养。小琴的养母曾经也是一名孤儿，她从小在孤儿院长大，成年之后离开了孤儿院。但是外界的生活给养母带来了许多困惑，或许是因为从小缺乏来自家庭的温暖，养母嫁给了一个年长自己许多岁的男人，也就是小琴的养父，因为养母能从养父那里获得温暖与安全感。

由于养父的年龄比较大，所以养母婚后一直没有孩子，但是她最大的心愿就是有一个孩子，最好是女孩，她想给这个孩子她所能给的一切，为孩子提供良好的成长环境，也就是说，凡是养母小时候所渴望的她都会在孩子身上实现。最终养母选择去孤儿院收养一个孩子，养母之所以选择小琴，完全是因为小琴的身世与自己类似，都是在刚出生后不久就被母亲所抛弃。

养母对小琴的教育方式十分严厉，而养父则是放任不管。小琴的养母为她报了许多补习班，并且要求小琴的学习成绩必须在班里名列前茅。此外，小琴还需要学习各种特长，如上舞蹈课等，养母还会限制小琴与其他孩子玩耍的时间。因此，小琴在处理与同学之间的关系上显得很笨拙，以至于她上了初中也没有一个朋友。

小琴步入青春期后，再也无法忍受养母对她的管制。后来，小琴意外得知自己是被收养的，从此之后变得更加叛逆和抑郁。小琴甚至开始幻想自己的亲生母亲，她甚至表示希望可以找到自己的亲生母亲。养母在得知小琴的想法后非常生气，她责骂小琴道：“你真是忘恩负义，我为你付出了那么多，你却总是想着那个曾经抛弃你的女人。”小琴与养母之间的关系也因此越来越恶化。

在初次的沙盘游戏中，小琴选择了一个抱着孩子的女人，还选择了一栋房子，房子周围有一些动物和树木，这些沙具都被一个篱笆围起来了。在篱笆的外围有一名男性。

在描述阶段，治疗师了解到，那个抱着孩子的女人象征着小琴的养母，而怀里的小孩则是小琴，那名男性象征着小琴的养父。可以说，小琴的沙盘作品真实地展现了自己在现实生活中的状态。虽然小琴与养母之间的关系比较紧张，但是小琴依然对养母很依恋。而养父似乎没有扮演好一个父亲应该扮演的角色，所以小琴才会把父亲这个角色排斥在篱笆外面。按理说，如果小琴与养母之间产生了不愉快，养父应该起到一个调节的作用，但是在现实生活中，养父明显被边缘化了。

在经历过几次沙盘游戏治疗后，小琴开始充分信任治疗师，并且把自己的经历和感受告诉了治疗师。小琴说，当她得知自己是被领养的时候感到十分失望和痛苦，特别是当养母告诉自己她是被亲生母亲所抛弃的时候，小琴更加痛苦。小琴还表示，虽然她很不满养母对她的严厉管教，但她还是很感激养母的，毕竟养母给了她一个完整的家。

在大多数国家的法律规定中，只要婴儿从母体脱离，那么他就是一个人并且享有人的权利，应该受到充分的尊重。未成年人属于整个社会的弱势群体，所以法律会对其进行特殊的保护。父母作为未成年人的监护人，有保护未成年人不受伤害的义务。如果未成年人遭到来自父母的虐待，那么相关部门会对未成年人伸出援助之手。

虐待的形式根据其产生的后果影响分为两种，一种是肉体虐待，另一种是精神虐待。这两种不同的虐待形式有时候是相互联系的，如一个受到肉体虐待的儿童，其心理也会受到创伤，从而导致儿童的人格发展在成长过程中变得扭曲起来，其心理会遭遇无法逾越的困境，成为心理疾病的根源。

除了这种精神虐待，还有一种纯粹心理上的暴力。成年人对未成年人的精神虐待被称为心理暴力，虽然会产生比较大的危害，但是很难被发现，因为在日常生活中这种心理暴力与父母的教养方式之间的界限并不明显。例如，有的父母会采用比较严厉的教育方式，并且认为只有这样才能督促孩子成才，但是过于严厉的教育方式有时会导致心理暴力的出现。有些父母采用放养的教育方式，让孩子的发展顺其自然，但是过于放任的教育方式会让孩子感觉自己不被父母重视，这种被忽视的感觉也类似于心理暴力。这些心理暴力看起来似乎无伤大雅，但是对未成年人，尤其是年龄较小的儿童来说，在他们的成长过程中具有很大的破坏力。

一个人的人格发展通常会受到两方面的影响，一种是先天的，另一种则是后天的。传统观点认为，每个新生儿都相当于一张白纸，在人格方面完全是空白。实际上，每个新生儿都已经具有了自身的人格特点，只不过这些特点都处于潜在水平上，需要通过后天的培养激发和组织。

有的观点甚至认为，在一个人还没有出生之前，其人格的核心特征就已经开始展现了。例如，在回忆怀孕期间的胎动时，有的母亲会说她肚子中的孩子很活跃，精力旺盛，总是在肚子里动来动去的；有的母亲则表示她感受到胎动的次数比较少。这就说明有的胎儿是比较活泼好动的，有的则是比较安静的。

大多数母亲在怀孕期间都会对孩子产生幻想或期望，例如，有的母亲会抚摸肚子并且尝试和胎儿说话或给胎儿听音乐等。在孩子出生之前，这种对孩子的幻想和期望会对孩子的人格形成产生一定的影响，这与胎教是比较相似的。

有些人认为，怀孕后对胎儿的责任完全属于母亲，甚至在新生儿刚出生的几个月内，父亲所扮演的角色似乎都不怎么重要。但是这种观点已经被证明是错误的，无论对胎儿还是新生儿而言，都需要从父亲那里获得支持。

对每一个新生儿来说，无论是身体还是心理都处于极其脆弱的状态。新生儿刚刚脱离母体会感觉恐惧，所以父母应该多关心他们，让新生儿感觉到自己是有依靠的，父母可以为他们提供充足的安全感。

虽然说孩子是父母生命的延续，但是孩子毕竟是独立的生命个体，父母应该给孩子提供适当心理发展的空间，不能完全按照自己的意愿去培养孩子。父母严厉的管教方式或过于强烈的期望会改变孩子的人格特征，使其人格发展出现问题。这样一来，孩子在遭遇一些困难或挫折时就无法独立解决，从而产生一些心理问题，甚至患上心理疾病。

有些父母在教育孩子的时候会把自己的期望强加到孩子身上，而这种期望很有可能是自己曾经渴望得到却不曾拥有的。例如，有的母亲因为小时候家庭经济条件不允许自己学习钢琴，就把这种学习钢琴的愿望强加到孩子身上，也不管孩子是否愿意。

每个人在成长过程中都有属于自己的理想，如想成为什么样的人等。但是如果这种理想未能实现，那么就会形成具有瑕疵的自我意象。在其为人父母的时候，很容易把这种未能解决的个人问题投射到对孩子的教育上。例如，有的父母因为小时候没有好好学习，所以长大之后只能从事一些经济收入比较低的工作，因此在孩子的教育方面就会督促孩子学习并且希望孩子能成为一个学习成绩优异的学生，将来不要像自己一样面临经济方面的困难。

当孩子朝着父母所期待的方向发展时就会得到父母的夸奖或鼓励。

但如果孩子不能按照父母的意愿发展，父母就会因为孩子的表现而产生自卑的情绪，从而对孩子感到失望。小孩子是最懂得察言观色的，他们可以敏锐地感觉到父母对自己的情绪变化。父母对孩子的失望会直接影响孩子的人格发展，这种教育模式会让父母忽略孩子的潜在人格特征，忽略孩子的真正意愿。

孩子在面对父母的期待以及具有权威性的教育方式时，通常会有两种表现，一种是顺应父母的期待，另一种则是叛逆地和父母对着干。无论哪一种表现都会给孩子带来伤害，因为这都是缺乏自信心的表现。

父母想要理解孩子就必须看到孩子世界的要求与成年人世界的要求是不一样的，只有这样，父母才能与孩子之间产生共鸣，从而在孩子的人格发展与形成中尽量为孩子提供高质量的关心和照顾，而不是强行的干扰。在这种教育模式下成长起来的孩子，才能拥有一个独特的、具有创造性的人格，使孩子所拥有的基本自信心不被破坏，帮助孩子发展出他与生俱来的潜在人格特点，让孩子感觉到父母对自己的爱。

如果孩子按照父母的期待去努力并且达成了父母的愿望，他们未必会感觉到快乐，因为他们不知道自己需要的到底是什么。他们会不断地希望权威人物能给自己制定一些目标，然后按照这些目标去努力，并且从中获得短暂的快乐。渐渐地，孩子所具有的独特性和创造性就会消失，其人格也开始形成虚假的自我，也就是荣格所说的人格面具。

人格面具属于一个人人格的一方面，是我们为了获得群体的认可所具有的一种人格特征。当父母强加给孩子人格面具时，孩子的人格无法得到正常的发展，就会变得过于早熟，缺乏孩子应该有的顽皮和朝气，就好像一个“小大人”一样。

在孩子的成长过程中，父母的管教过于严厉或期望过于迫切都会导致孩子的人格早早地被迫戴上面具。这样孩子的自信心通常需要从外界获得，会随着外界的评价而发生变化。当外界对自己的评价较高时，其自信心就会高涨。但如果外界对自己的评价比较低，其自信心就会变得低落，而长时间的情绪低落会导致抑郁的出现。

影响一个孩子出现心理疾病的原因有很多，通常有以下几种因素。

第一，父母有比较严重的心理疾病，如人格障碍、精神分裂症等。

第二，父母所处的社会地位比较低，家庭面临着比较严重的经济困难，父母把所有希望都寄托在孩子身上，希望孩子能为自己争口气。

第三，父母之间经常发生争吵，甚至会有暴力冲突，而这些总是被孩子看见，给孩子幼小的心灵带来伤害。父母的离异也会影响孩子，特别是父母离异后又各自再婚，谁也不想抚养孩子，这会让孩子产生一种被抛弃的感觉，从而变得没有安全感，总是生活在可能被抛弃的恐惧中，对其人格的健康发展与形成产生不良的影响。

❖ 在游戏中进行治疗

小童是一名3岁半的幼儿，在某幼儿园上小班。小童的父亲由于经常在外地工作，所以小童从出生后就由母亲单独抚养。母亲十分溺爱小童，尽量满足小童的所有要求，也不去教给小童一些独立生存的技能，如自己吃饭穿衣等，导致小童已经3岁半，还需要在妈妈的帮助下吃饭穿衣。小童的母亲为了保障孩子的绝对安全，不让小童和其他同龄孩子玩耍，而是亲自陪着孩子玩耍。

小童说话也比其他儿童晚，到了3岁才开始学习一些基本的口语，如叫“爸爸”或“妈妈”，很难用句子与他人交流，连一些简单的句子都不行。

小童被送入幼儿园不久，幼儿园老师就向小童的母亲反映，小童从来不主动与其他小朋友接触，主动交流的语言和行为都很少，长时间沉浸在自己的小世界。小童的小世界也不怎么精彩，他总是重复做一些单调的动作。不过小童的变化还是有的，自从上幼儿园之后，小童的语言能力明显得到了提高，其词汇量明显增多，所使用的词语也开始变得丰富和复杂。但是与同龄儿童的语言能力相比，还是存在很大的差异。幼儿园的老师建议小童的妈妈一定要重视起小童的问题，最好带着小童去看看心理医生。经过一番诊断后，心理医生认为小童患有轻微的孤独症，建议采用沙盘游戏治疗。

人们通常称孤独症的儿童为“星星的孩子”，因为孤独症儿童像天上的星星一样活在自己的世界里。孤独症被认为是一种脑发育性障碍，表现为社会交往障碍、沟通交流障碍和重复局限的兴趣行为。孤独症一般从 3 岁左右开始显现，3 岁以后会表现得特别明显。大多数孤独症儿童想要融入正常儿童的生活中，必须经历长期的康复训练和特殊的教育。

孤独症儿童具有以下几个特征：语言发育比较迟缓，与外界沟通比较吃力，通常会采用肢体语言沟通。孤独症儿童有时候会出现耳聋的现象，对声音不会产生反应，如正常的儿童听到突如其来的巨响时，会吓得哭泣，但是孤独症儿童无动于衷。孤独症儿童对疼痛和冷热的感觉也不如正常儿童敏感。他们更喜欢独自一人待着，不喜欢和其他儿童玩耍、交流，很少与他人产生眼神交流，也不会主动以笑脸对人。大多数孤独症儿童的智商比正常儿童低，只有 20% 的孤独症患者的智商会与正常人一样或高于正常人。孤独症儿童不爱玩耍，对做游戏的兴致不高，总是喜欢重复一些简单的肢体动作，喜欢重复相同的生活，如穿衣顺序必须相同，不接受任何变化，一旦出现变化孤独症儿童就会变得十分沮丧。孤独症儿童在熟悉的人，如父母面前会表现得十分兴奋或失落。

在整个沙盘游戏治疗的 1 个小时内，小童几乎所有的动作都是拿着一个类似铲子功能的船在反复地挖沙与倒沙。不过，1 个小时以后，小童开始主动拿起架子上的沙具。

相关临床经验显示，儿童在沙盘游戏治疗中一般会经历三个不同的阶段，即混乱期、挣扎期和解决期。这三个阶段不仅适用于普通儿童，对孤独症的儿童来说也是一样的，只不过孤独症儿童的混乱期比正常儿童更长一些。这是因为孤独症儿童缺乏在沙盘中构造场景的想象能力，无法把不同的沙具联系起来进行思考，总是出现一些简单、重复的动作或行为。

随着时间的流逝或沙盘游戏次数的增加，孤独症儿童会越来越熟悉沙盘游戏，其想象力逐渐增强，语言能力也会得到提高。孤独症儿童可以在沙盘游戏中体会到快乐，他们会把这种快乐转移到现实生活中，从而主动地和其他儿童进行游戏，缓解之前对他人的恐惧。

据统计，大多数接受过沙盘游戏治疗的儿童都会越来越会玩游戏，也会变得快乐起来。孤独症儿童缺乏与他人沟通的能力，他们只会生活在自己的世界里，不会表达自己的情感和要求，也无法理解他人的情感。但是，沙盘游戏可以帮助孤独症儿童了解自己和他人。

著名儿科医生及精神分析师温尼科特说过，如果一个人能够恢复其游戏的能力，那么他的心理困扰也就开始走向痊愈了。对儿童而言，沙盘游戏治疗往往会产生不错的效果、因为小孩子比成年人具有更强烈的好奇心，很容易对外界环境中的一切产生兴趣。例如，他人的一个动作、一个陌生的物体或一种鲜艳的颜色，都可以成功引起小孩子的兴趣并且把他的注意力吸引过来。沙盘游戏可以激发孩子对沙子的兴趣，对其动作、思维语言的成熟与完善都会产生积极的作用。

游戏是儿童的天性，也是儿童的主要活动形式和探索世界的桥梁。早在沙盘游戏出现之前，游戏的教育方式已经被应用到矫正儿童的不良行为上并取得了不错的效果。沙盘游戏虽然是一种特殊的治疗方式，但是很容易被儿童接受，治疗师在应用沙盘游戏疗法的时候也不用进行太多的指导就可以让儿童很快地进入游戏中。

儿童在正式开口说话之前就已经听懂了许多词语，其语言水平虽然有一定的发展，但还是无法与成年人相比较，他们无法用语言表达出自己特殊的需要或特别的想法。身为治疗师的成年人通常也无法通过语言去了解儿童的特殊行为以及相对应的心理状态，成年人无法区别儿童的破坏行为到底是具有创造性，还是仅仅是一种随意的行为，也无法区别超常儿童所出现的异常行为和病理性异常行为之间的不同。

在沙盘游戏中，儿童所创造出来的沙盘作品就好像一扇窗户，可以打开儿童的心理世界，让治疗师通过沙盘世界体验儿童的心理状态。在进行沙盘游戏的过程中，儿童会无意识地把自己的内心通过沙盘流露出来，而治疗师则可以通过分析沙盘作品中的场景去了解儿童的潜意识状态。

对成年人来说，在刚刚接触沙盘游戏的时候，可能会意识到自己到底在做什么以及选择某种沙具模型的目的和意义。但是随着来访者越来越投入沙盘游戏，渐渐地潜意识就会浮出水面来支配来访者的行为，而来访者本人并不清楚自己为什么要这样做，仅仅是去做而已。

来访者在沙盘游戏的过程中，其意识层面的内容和倾向会首先出现在沙盘作品之中，但是随着来访者变得越来越轻松和自在，他的潜意识内容和倾向开始出现在沙盘作品中。在整个沙盘作品中，治疗师以及来访者都可以感觉到意识层面和潜意识层面的冲突、对抗和交锋，这些完整地呈现出了来访者的心理状态。随着沙盘游戏的一次次深入，这种冲突的状态会逐渐缓解甚至消失，从而使来访者的潜意识和意识达到一种和谐共处的状态，并且使来访者的心理问题得到解决。因此，在整个沙盘游戏治疗中，语言远远没有非语言重要，治疗师不需要说太多话，也不要要求来访者进行太多的语言表达，尤其是针对儿童的沙盘游戏治疗，语言会显得更不重要。当然，如果来访者是第一次做沙盘游戏，那么治疗师需要对来访者进行简单的介绍，并且在来访者完成自己的初次沙盘作品之后询问一些简单而明确的问题。

在沙盘游戏中，所有的主动权都在来访者手里，来访者会通过一次次沙盘作品的创作而疏通其心理力量之前被阻塞的部分，使其心理能量重新流动起来。由于沙盘游戏是以游戏的方式进行的，所以更适合儿童和青少年，他们可以很容易地投入沙盘游戏，从而获得最佳的治疗效果。由于沙盘游戏具有一定的非语言性，所以可以应用到许多心理问题的解决上，如多动症、抑郁症、焦虑症、情感障碍等。

❖ 矛盾纠结的青春期

小荣是一名内向的14岁女孩，她十分依赖自己的母亲。由于小荣很内向而且容易害羞，所以一直没有交到朋友。小荣的学习成绩一般，但是小荣的老师告诉她的母亲，小荣在学习方面所表现出来的兴趣并不大。为此，小荣的母亲决定带着女儿接受心理咨询。

在心理咨询的过程中，小荣总是躲在妈妈身后，面对咨询师所问的问题大多由小荣的妈妈代为回答。咨询师最后建议小荣的妈妈带着小荣去接受沙盘游戏治疗，从而让小荣主动地打开心扉。由于小荣希望妈妈可以陪着她，所以治疗师允许小荣的妈妈留在沙盘室内，但是要求她最好保持沉默，不要和小荣进行交流。

有治疗师这个陌生人存在，所以一开始小荣还是比较拘谨的，但是这种状态随着她对沙具的好奇而慢慢消失了。小荣开始在治疗师的引导下抚摸与感受沙子，然后开始了沙盘作品的创造。

小荣首先创造了一片草地，草地用栅栏围起来，并且在草地上放置了一头奶牛，小荣告诉治疗师这样可以让牛吃草。在牛的上方摆放着一辆由两匹马拉着的马车，这两匹马的腿部都被埋在沙子里面。在距离马车较远的地方摆放着一张长椅。

在沟通阶段，治疗师了解到那头奶牛象征着小荣的母亲，马车象征着小荣的现状。小荣想驾着马车去探索外面的世界，脱离母亲的照顾，但是这种愿望受到了阻碍，因为马的腿部深深地陷在沙子里面。

虽然小荣的性格比较内向，但是治疗师从小荣所选择的马车上感觉到了希望，这说明小荣希望获得自己发展所需要的力量和经验，只有这样她才能去探索外部的世界。

在第二次沙盘游戏治疗中，小荣创造出了一番交通拥堵的情景。她先创造了一个十字路口，然后选择了许多汽车，这些汽车都朝着这个十字路口行驶，但是由于道路比较狭窄，所以出现了交通拥堵的局面。此外，治疗师还注意到小荣选择了一辆救护车。在沟通阶段，小荣告诉治疗师，只有那辆救护车是可以在拥堵的局面中自由行驶的。

这一次的沙盘作品给人的整个感觉是无序与能量阻滞的，这也显示出了小荣所面临的现状。但是救护车可以自由行驶，由此可见沙盘游戏治疗已经开始起作用，小荣的阻滞能量已经在潜意识中变得流通起来。

在第三次沙盘游戏治疗中，小荣创造出了一条贯穿整个沙盘的大河，河流上面架着一座桥，桥的两边有两辆汽车。小荣告诉治疗师，这两辆汽车可以在桥上同时行驶。

治疗师认为小荣的整个沙盘作品给人一种能量流动之感，这说明小荣已经从三次的沙盘游戏中获得了能量，其心理障碍也渐渐被融化掉。小荣的妈妈也告诉治疗师，最近小荣的性格变得开朗了许多，在同学中间也变得活跃起来，她还有了自己的朋友，不仅会主动参加朋友之间的聚会，还会邀请朋友来家里玩耍。

在第四次沙盘游戏治疗中，小荣把整个沙盘划分为四大块。其中一块放着一只老虎和一头狮子，旁边是一个驯兽师，紧挨着这一块摆放了一些正在跳舞的人，第三块中摆放着几头大象和一名驯兽师，最后一块放了一个正在进行表演的小丑。最后，小荣给这次的沙盘作品命名为《马戏团》。

老虎和狮子都是凶猛的野兽，一个是森林之王，一个是草原霸主，它们象征着巨大的能量、权威和活力，这说明小荣所拥有的巨大能量正在觉醒。小荣还选择了大象这种动物，大象是陆地上最大的哺乳动物，是一种温和且聪明的动物。虽然大象拥有巨大的力量，却不称王称霸，所以具有智慧的象征。

小荣所选择的正在跳舞的人一方面象征着女性，另一方面则象征情感的表达，因为舞蹈是一种通过肢体来表达情感的艺术。在现实生活中，小丑总是带给人们许多快乐，在小丑看似滑稽的表演背后是深刻智慧的展现，在这里或许象征着小荣希望自己像小丑一样可以给周围的人带来快乐。

在这一次沙盘游戏结束后，小荣开始对学习产生了兴趣，学习成绩也因此得到了提高。由此可见，这几次的沙盘游戏治疗对小荣产生了不错的影响，而且小荣的这些改变都是在无意识中发生的，治疗师并没有对小荣说你要怎样怎样，而是小荣主动地发生了改变。

在第五次沙盘游戏中，小荣首先选择了几个女人，然后选择了一个男人，并且创建了一条道路，道路上面架起了一座桥梁。小荣对治疗师说，这几个女人正准备去田间劳作。这几个女人象征着小荣的女性意识已经觉醒，这几个正在劳作的女性说明小荣希望自己是一个勤劳的人。对于那个男性沙具的解释，小荣也说不清楚。治疗师猜想，那名男性可能象征着小荣人格特征中男性的那一面。

当一个人能够深入自己的内心世界时，他人格中的另一面也会体现在沙盘之中。这个时候意味着沙盘游戏治疗已经进入了尾声，因为这说明来访者已经充分认识到了自我。接下来的沙盘游戏治疗主要集中在来访者如何建立自己与周围世界的关系，如与父母之间的关系，与同学之间的关系，等等。

后来治疗师从小荣母亲那里了解到，小荣现在变得越来越开朗，并且逐渐从对母亲的依赖中走了出来，开始积极地参加班集体的活动。这些都说明，小荣已经开始把自己的注意力和兴趣转向外部的世界。

在最后一次的沙盘游戏治疗中，小荣创造了一个机场和一条铁轨，然后选择了飞机、火车、汽车等交通工具，分别摆放在不同的位置上。小荣告诉治疗师，所有的交通工具都已经准备好了，随时可以向着海陆空不同的方向出发。

青春期被认为是个体的第二个身心发展的关键阶段，同时意味着个体有意识地从父母那里分离出来。人们在婴儿期的时候，母亲或其他家庭成员可以说是婴儿的整个世界。在这个阶段内，孩子对家人是十分依赖的。随着年龄的增长，人们的身体开始发育成熟，其自我意识逐渐形成。到了青春期，无论是生理上还是心理上，人们都在渐渐地脱离对父母的依赖。

如果一个人在青春期阶段没有脱离对父母的依赖，还是非常依赖父母或遵从父母的权威，那么会导致其人格结构的脆弱，他在以后的人生发展历程中很有可能产生严重的心理疾病。有些父母在孩子长大以后感叹，孩子不再需要自己了或孩子没有以前听话了。这其实是一种好现象，说明孩子的心理正在经历一个脱离依赖的成长阶段。对父母而言，培养孩子最重要的一点就是把他培养成为独立的个体，拥有独立生存的能力以及强大的心理素质，因为孩子并不是父母的附属品，不能总是依赖父母。

处于青春期的个体，尤其是男性被认为是最具有攻击性的阶段，他们行事的风格通常十分冲动，似乎理智无法控制自己的行为，经常会发生一些暴力冲突，如频繁打架，这与大脑发育水平密切相关。在我们的大脑中有一个十分重要的区域，被称为前额叶皮层。前额叶皮层的主要作用是控制情绪、抑制冲动以及做出合理的决策。大脑额叶发展到成熟阶段是在十八九岁或二十岁出头，也就是说，抑制冲动的能力从个体婴儿期开始发展直到青春期。大脑额叶的成熟不是与生俱来的，而是经过后天的发育。

在沙盘游戏治疗中，轻松自由的氛围具有很强的包容性，从而使青少年的攻击行为不再具有破坏力，因为青少年的这种攻击性会表现在沙盘作品上，如摆出一个具有战争主题的沙盘作品等。对一些有心理问题的青少年而言，他的沙盘作品通常会展现出矛盾和冲突。这虽然说明了青少年的心理状态不太理想，但也说明了青少年的心理正在发生改变，他在不断地变化。通过沙盘游戏治疗，青少年所体验到的紧张和压力都会在沙盘游戏中得到调节和转化。

青春期的关键在于对个体的成长会产生重要影响，在其以后的人生历程中留下痕迹。青少年对父母的脱离通常会表现为叛逆的行为，有的男生为了展现自己男人的一面，会酗酒或抽烟。这个时候，成年人应该给青少年提供一定的帮助，让其平稳地度过这段关键期。其中沙盘游戏治疗就是一个不错的选择，它把主动权交给了青少年，帮助他们在一次次的沙盘游戏中展现出自己的心理问题并得到解决，让其从容地应对自己所面临的压力。

第八章

沙盘游戏的姊妹篇
——绘画心理学

❖ 绘画：潜意识的表达

绘画与沙盘游戏一样，也具有一定的象征意义。同样一幅绘画作品可以让不同的人产生不同的联想，这种联想的内容与个人体验相关，如罗夏墨迹测试等。人们在进行绘画创作的时候会用不同的线条、图形、颜色来表达自己的感受，如心情愉悦的时候会选择色彩艳丽的颜色，而心情低落时则更钟爱灰暗的色彩。

绘画和沙盘游戏还有一个相同点，即两者都是一种投射技术，可以使人们进行潜意识的表达。分析心理学认为，投射不是一种有意识的心理活动，属于潜意识的范畴，因此可以真实地反映出人们的内心世界。

绘画与沙盘游戏一样都可以运用到一些特殊的来访者身上。通常情况下，在心理咨询的过程中，咨询师需要通过倾听来访者的述说来了解来访者的问题，来访者需要对咨询师坦诚，说出那些令自己痛苦的经历或体验，只有这样咨询师才能为来访者提供帮助。这需要来访者拥有一定的语言表达能力，只有用语言表达出来，咨询师才能了解并体会到。

但有时候我们会有这样的感觉，那就是明明可以感觉到，却无法用语言表达出来。这个时候，我们可以采用绘画的形式，用一些线条或图形，甚至一种颜色描绘出自己的感受。针对一些特殊的来访者，如儿童、先天性智力缺陷的人，他们的语言表达能力比较有限，无法准确地表达出自己的情绪情感，绘画就成为了解其内心世界的有效途径。

小明在智力方面有些欠缺，虽然已经十几岁了，还是无法完整地说出一个句子。在一次心理咨询中，小明在治疗师的引导下开始画画。小明画出了一个小男孩的形象，他画的自我形象十分简单，只有寥寥数笔，让人猛地一看，甚至不敢相信这么粗略的自画像居然出自一个十几岁的孩子之笔。

但是治疗师不介意这些，他注意到了一个特别的现象，在小明的自画像的头部有一处明显的裂痕。治疗师猜想，这可能是小明对自己身体状况的一种认知，他能够意识到自己的脑子出毛病了，所以在自画像的大脑处才会有条裂痕。这就是绘画治疗的优势所在，对小明来说，可能他很难用语言表达出对自己病情的认知，但是在绘画中他可以下意识地进行表达。

在颜色的选择上，小明选择了一些明亮的色调，如绿色和黄色等。这说明小明虽然有着一定的缺陷，但是他的心理状态还是挺健康的，因为绿色象征着生机勃勃的希望，而黄色则会给人一种阳光一样暖暖的感觉。

❖ 通过绘画读懂孩子的世界

在一档电视节目中，主持人问一个现场的小观众："你将来的梦想是什么？"小男孩回答道："当一名飞行员。"主持人继续问道："如果飞机在飞行的过程中没燃料了，面临坠机的危险，但是飞机上只有一个降落伞，你会怎么做？"小男孩不假思索地回答道："当然是我用降落伞跳出去，不过我会告诉所有人系好安全带。"

听到小男孩的答案后，现场的观众都被小男孩这种自作聪明的做法逗笑了，可是主持人注意到小男孩的神情并不是得意的，而是很严肃的表情，在听到众人的笑声后甚至还露出了想哭的表情。于是主持人继续问道："你这么做的理由是什么呢？"小男孩两眼含泪说地："我去拿燃料，我还要回来，我还要回来的！"听了小男孩的理由后，众人的笑声戛然而止，只剩下难堪的沉默。

对成年人来说，想要理解孩子的世界是有一定程度的。成年人的交流方式以语言为主，但是对孩子来说，由于语言是他们正在学习的一项技能，所以无法用语言准确地表达出自己的感受。但是，孩子可以用绘画的形式表达出来。

在许多成年人的眼中，孩子是活泼好动的，他们很难安静下来，绘画是一种让孩子安静下来的好办法。对大多数孩子来说，他们很喜欢画画，愿意通过画画的方式来满足自己表达的欲望。小孩子在画画的过程中会通过线条、色彩、图形、人物、环境、布局等来表达自己对世界的认识以及自己的想法，因此通过观察孩子的绘画作品我们可以了解孩子的性格、认知水平、兴趣爱好、心理变化以及绘画时的心理状态等。

小孩子会根据自己的想象力创造出许多成年人无法理解的形象，而成年人想要理解这些奇形怪状的事物背后所代表的意义，就必须询问孩子对此的解释。例如，有一个小朋友在画画的时候把太阳涂成了绿色，妈妈很不理解，问道："太阳一般都会被涂成红色的，你为什么要把太阳涂成绿色的？"小朋友回答道："红色的太阳太热了，你每天上班都会很热，我把太阳涂成绿色的，你就不会那么热了。"听到孩子的答案后，妈妈十分感动。虽然在现实生活中，绿色的太阳是不可能出现的，但是这位小朋友用自己独特的方式表达了自己对妈妈的关心，是一种社会情感的自我完善。

在绘画中，线条是最基本的组成部分。不同的线条分别代表着不同的心理现象。如果某人所画出的线条是清晰的且力度适中，那么说明此人的心理状态比较平稳。如果某人画出的线条用力过度，往往说明此人的心理状态比较紧张或焦虑，他在运用这种方式缓解自己的紧张状态，同时说明这个人的性格比较果断。当然如果绘画的线条已经用力到把纸给戳破了，通常说明此人的心理状态是愤怒的，他此时比较具有攻击性，在用绘画的方式宣泄自己的怒气。除此之外，还有一种可能那就是病理性的，某人的大脑可能有问题，如患有脑炎或癫痫症的人也会用力度过大的线条绘画。

如果某人画出的线条用力过轻，如线条给人一种模糊、纤细的感觉，通常说明此人最近可能遇到了不适应的问题，性格比较胆小、自我压抑和缺乏意志力。

不同线条的方向也具有不同的意义。通常来说，水平线条常具有女性特征的象征意义，同时象征着胆怯和缺乏安全感的性格。垂直线条则具有男性特征的象征意义，同时象征着具有果断、权威。在一幅绘画作品中，弯曲的线条是一种比较积极的现象，说明此人的心理状态比较健康。如果绘画作品中多采用刚直的线条，说明这个人过于顽固、不会变通，还具有一定的攻击性。如果在一幅绘画作品中出现了许多方向不同或断断续续的线条，说明此人的心理状态是比较焦虑和矛盾的。

绘画作品中的色彩也十分重要，研究表明孩子在选择色彩方面会在一定程度上暴露他们的性格和心理状态。例如，性格外向的人比较倾向于选择红色这样的暖色调，而性格内向的人则比较倾向于选择蓝色这样的冷色调。此外，在色彩的使用上还有一定的年龄特点。

六岁以下的儿童比较容易被红色这样艳丽的色彩吸引，所以有时候会把整幅作品都涂成红色，这表达了他对红色的喜爱，并没有其他象征意义。如果孩子已经超过了六岁，依旧固执地经常使用红色，那么往往说明他是一个易怒性格的人，而且不善于控制自己的情绪。

蓝色总给人一种忧郁的感觉，如果五岁以下的孩子选择了蓝色，通常说明这个孩子拥有良好的自我控制力。六岁以上的孩子使用蓝色则往往说明他开始学着控制自己的情绪，这是他社会化的过程。但是如果在孩子的绘画作品中发现了过多的蓝色，如一幅作品中将近一半的颜色都是蓝色，则说明他的自我控制能力也许太“好”了，这是一种自我压抑的表现。

颜色有暖色调和冷色调之分，有视觉强烈与暗淡之分，有丰富与贫乏之分。在一幅绘画作品中，如果孩子多选择了暖色调，说明他比较快乐，是一个性格活泼、热情的人。如果多选择了冷色调，说明他的情绪比较低落，是一个不太好动且性格严谨的人。如果孩子多选择给人以强烈视觉体验的色彩，说明他是一个十分开朗、热情的人，但同时比较容易情绪化，不善于控制自己的情绪，尤其是愤怒的情绪。如果孩子多选择了暗淡的色调，说明他是一个多愁善感的人，或是情绪状态比较低落。如果孩子在绘画作品中选择了许多种颜色，通常说明他是一个乐观开朗的人，与小伙伴的关系也比较好，但是很难安静下来思考。如果孩子选择的颜色比较单调，只有一两种颜色，往往说明他是一个喜欢冷静思考的人，同时比较难以融入集体。

颜色的选择对解读孩子的心理状态十分重要，尤其是色调的选择。例如，在第二次世界大战期间，有许多犹太人的孩子都被关进集中营，他们在获救以后，有些孩子会通过绘画的方式来描绘自己印象中的集中营，虽然他们所画出的集中营的样子各有不同，但是所选择的色调十分相似，都选择了灰色、黑色这样非常压抑的色调。

人物是绘画作品中经常出现的，在孩子的绘画作品中如果出现了人物，那么说明这个人物在现实生活中对孩子来说比较重要，尤其是当这个人经常出现在孩子的绘画作品中时，则说明孩子对此人十分重视，而且也非常依赖此人。例如，有一个儿童的父亲因为工作原因经常出差，孩子由母亲抚养，在这个孩子的绘画作品中，他所画出的父亲形象就比较小，但是母亲的形象很大。这说明，母亲在孩子心目中是比较重要的。

有些孩子还十分重视对人物细节的描绘，如人物所穿的衣服、头发的样式等。如果孩子对某个人物的细节描绘得十分详细，往往也说明他很重视这个人。

七岁以下的孩子会画出头部较大的人物像，这是比较正常的现象。如果孩子年龄超过七岁依然画出了头部较大的人物像，通常说明他具有一定的攻击性，而且比较喜欢幻想，在现实生活中是一个容易骄傲自满的人。如果孩子自画像的头部比较小或四肢比较短，那么说明他正面临着一定的困难。

八岁以下的孩子在画人物像的时候可能会只画出一个头部，忽略掉身体的其他部分或忽略掉身体的某一个部分，如手臂或腿脚等，这属于正常现象，是因为自我概念发展的不完整。如果孩子年龄已经超过八岁，那么说明他现在的情绪状态比较低落，适应能力差，有严重的心理困扰或精神病的前兆。例如，有一个20多岁的女孩在画自画像的时候只画出了头部，而且给人一种男孩子的感觉。原来，该女孩的母亲很想要一个男孩，所以在女孩很小的时候就把她当作男孩子培养。到了女孩该谈恋爱的年龄时，女孩发现自己很难喜欢上男孩，因为她总是把男孩当成兄弟。

在解读孩子的绘画作品时，应该抱着谨慎的态度，如果孩子愿意的话，最好让孩子自己进行解释，以免成年人误解孩子的意思。例如，有这样一个笑话：在一次绘画课上，老师让孩子画一头正在吃草的牛，结果一个孩子什么也没画。老师质问道："你画的草呢？"小朋友说："被牛吃了。"老师没好气地继续问道："那牛呢？"小朋友说道："吃完草就走了。”在现实生活中，如果成年人肯听听孩子对绘画作品的理解，会发现孩子的想法挺有意思的，那是孩子自己的生活经验。

此外，绘画作品中的空间利用具有不同的象征意义。如果孩子所描绘的内容大部分都在整张纸的中间位置，通常说明他是一个心理很健康的人。如果所描绘的内容都放在中间位置，其他的边缘位置都是空白的，则往往说明他在现实生活中是一个不善于处理人际关系的人。

如果孩子所描绘的内容主要处于作品的上方，说明他有时对自己的要求比较高，是一个不容易满足的人。如果所描绘的内容主要位于下方，则说明他最近可能体验到了挫败感，自信心比较低落。如果所描绘的内容主要被安置在整张纸的某个角落里，如左上角等，说明他当时缺乏安全感，因为这是一种退缩、胆怯和逃避的表现。

❖ 房树人绘画测试

古希腊有这样一句谚语：“认识你自己。”人们最难做到的就是了解自己，有时候我们自以为很了解自己，实际上却不是这样，如我们无法理解自己的一些梦境。梦境属于人的潜意识部分，通过对梦的解析可以帮助人们打开潜意识的通道。精神分析学派的鼻祖弗洛伊德认为，人并不是一种理性的存在，每个人的言行都会被潜意识所控制。除了解析梦境，催眠、沙盘游戏、绘画技术等都是对潜意识进行探索的工具。

绘画技术是一种帮助人们了解潜意识世界的工具，可以找到心理问题的根源所在。当我们进行绘画的时候，会不自觉地用颜色、线条和图形等把自己的心理状态展现在纸上。在治疗师的眼中，这张纸上的寥寥数笔都是我们内心的投射，会暴露出许多潜意识的信息。

绘画心理分析技术属于心理治疗的一种有效方式，具体就是让来访者在创作一幅绘画作品的过程中，将其潜意识层面的矛盾或冲突展现在绘画作品中，有时候还会因此而得到释放，从而使来访者获得心理上的满足。与心理咨询相比，绘画技术和沙盘游戏一样都是非语言的心理治疗方式。

人们的绘画作品之所以具有一定的象征意义，是因为人们在创作的过程中，会不自觉地进行一些联想，这些联想通常与他的个人经历有关，如某个记忆片段以及一段难忘的感受等。在进行回忆的过程中，人们通常会掺杂一些情感、情绪，这些都会通过线条和色彩等表现在绘画作品中。

绘画心理测试的方式有许多种，其中比较常见的是命题绘画，如“房树人绘画测试”。在“房树人的绘画测试”中，治疗师要求来访者在一张A4纸上画出房树人，治疗师会这样对来访者说：“请你在这张白纸上画出房子、树木和人物像，你完全可以按照自己的想法进行创作，不需要受太多的限制。”由于大多数来访者都不是画家，所以他们往往担心自己画不像，这个时候治疗师就需要告诉来访者：“像与不像不是你要担心的问题，你只需要画出自己想要表达的意思就可以了。”

绘画心理测验可以帮助治疗师了解来访者的情绪、价值观、焦虑、冲突、愿望、性格倾向等。绘画分析打破了语言交流的局限性，可以绕过来访者的意识层面，因此更适合那些不善于表达的来访者。有些来访者的安全感比较弱，很难对治疗师产生信任，所以在心理治疗的过程中具有很强的防御性。如果治疗师企图借助语言的方式和这种类型的来访者进行沟通，往往很难获得成功，而绘画测验这种非言语性的治疗方式反而容易取得不错的治疗效果。

在“房树人的绘画测试”中，这三种不同的事物分别代表着不同的象征意义。通常来说，房子与一个人的安全感密切相关，一般象征着家庭。如果一个孩子的父母经常吵架，那么孩子所描绘出的房子就可能没有门或窗户，这是禁止其他人进入他内心世界的一种表现，同时代表着他没有安全感。

人物像通常都是来访者的自画像，这可能是他现实生活中的模样，也可能是他想象中的自己。除了自画像，还可能会有其他的人物像出现在来访者的绘画作品中，最常见的是来访者的家庭成员，对于未婚的来访者，常常出现的是他的父母；对于已婚的来访者，最常见的是孩子和配偶。

绘画作品中，人物之间的位置往往可以揭露出来访者与家庭成员之间的关系，也象征着人际沟通。例如，有一个小女孩，她的父母经常吵架，而她与母亲的关系比较好。在她的绘画作品中，她把自己和妈妈画在一起，而父亲则被画在另一个房间中。在治疗师的询问下，小女孩说之所以这么画，是因为她认为这样把父母分开，他们就不会吵架了。

树木常常象征着来访者的人生历程，与人格发展相关。例如，一些来访者会在树干上画一些伤疤，这种树在现实生活中也比较常见，这往往象征着来访者的人生历程中曾经遭遇过创伤。

小雨是一名初二的女生，在她的绘画作品中，她首先画的是房子，她没有画出房子的窗户，却画了紧闭状态下的门。在现实生活中，房子的窗户和门是通往外面世界的通道，在绘画中则象征着一个人的开放性。小雨作品中紧闭的门说明她不希望别人走进自己的内心世界。如果来访者画出了开着门的房子，则说明希望得到他人的理解。小雨先画了房子，说明家庭在她心目中是很重要的。

小雨的树木画在了紧挨着房子的地方，说明她希望自己的人生能与家庭紧密相连。小雨所画树木的树根部分暴露在外面，说明她是一个比较恋旧的人，对过去比较关注。然而，小雨的年龄才十几岁，不应该出现怀旧的心态，这是老年人经常出现的心态。这说明小雨可能是一个对未来没有自信的人，可能小雨目前正面临着一些心理困惑，希望从过去的人生经验中获得解决的方式。小雨所画的树枝比较多，虽给人一种繁茂之感，但也有种杂乱的感觉，说明小雨在现实生活中可能面临着许多需要解决的问题，而她却比较茫然。

小雨在绘画作品中还添加了几只小鸟，一些小鸟正朝着树木飞去，而且飞翔的方向是左边。小鸟飞翔的方向象征着小雨对过去的依恋，而小鸟飞往树木上的巢穴则说明了小雨对母亲的依恋。还有一只小鸟在天空中飞翔，则说明了小雨对自由的向往。

小雨在画自画像的时候非常专心，而且人物也画得很仔细，自画像位于整幅画的前面，说明小雨是一个十分欣赏自己的人，也说明她希望在现实生活中可以得到他人的重视。小雨的人物像画在了树木下面，被树荫笼罩着，这说明小雨渴望寻求依靠的心理，希望能得到他人的庇护。

治疗师在对来访者的绘画作品进行解读和分析的时候，一定要保持平静的心态，只有这样才能从来访者的作品中读出其内心深处的感觉和需求。治疗师应该注意观察来访者的作画顺序，不同的顺序具有不同的象征意义。通常来说，来访者最先画出的形象对来访者具有重要的意义。例如，来访者先画了树木，说明来访者比较重视自己的成长经历；来访者先画房子，说明他比较重视自己的家庭；来访者先画人物像，如果是自己则说明他对自己比较关注，如果是其他人则说明来访者对此人非常重视，寄托着来访者特殊的情感。

治疗师在解读来访者的作品时，首先应该体验整幅画给自己的感受，并且引导来访者说出这幅画的主题，如果来访者愿意的话，还可以给治疗师讲一个关于这幅画的故事。

一幅画通常会有许多种不同的颜色，治疗师没有必要对颜色一一进行分析，只需要感受整幅画的色调就可以。例如，感受一下整幅画的色调给人的感觉是温暖还是冰冷的、是压抑还是欢快的。

接下来，治疗师应该注意来访者绘画作品中的房屋、人物、树木。观察房屋的色调是暖色调还是冷色调，房子是开放的还是封闭的，人物的状态及数量等。治疗师在观察人物的时候，要注意如果人物数量在两个以上，那么需要感受一下人物之间是否有互动。观察树木的时候，应该从树干、树枝等方面进行观察，看看树木的不同部位分别具有什么特点，当然树木的果实也很重要，象征着来访者的成就或目标。有些来访者还会在树上画一些小动物，如筑巢的小鸟或爬树的猫等。

治疗师在逐一解读完房子、树木和人物后，需要注意这三者之间的关系。例如，观察房子、树木、人物的空间位置和距离、分别占据的面积等。

除此之外，来访者的绘画作品中还会出现一些附加物。天空中经常出现的有太阳、月亮、星星和云朵等。太阳这个附加物通常出现在儿童的绘画作品中，并不具备什么象征意义。如果出现在成年人的绘画作品中，往往说明此人比较渴望温暖。在现实生活中，月亮总给人以清冷、忧愁之感，因此象征着忧郁的情绪。

还有两种画面氛围比较常见，一种是晴朗的天气，另一种是下雨的天气。在现实生活中，下雨天气时人们的情绪往往比较低落，而在绘画作品中则象征着来访者内心的压力。如果来访者给画中的人物配置了雨具，具有遮风挡雨的作用，说明来访者虽然在现实生活中面临着一定的压力，但是他有信心将其战胜。如果来访者把画中的人物直接置于雨中，则说明来访者在面对现实生活中的压力时，感到无可奈何，没有信心战胜困难。只有极少数的来访者会描绘出白雪纷飞的画面，因为雪具有内心冰冷的象征意义，说明来访者在现实生活中也许有忧郁的倾向。

❖ 树木人格图

树木从幼苗成长为参天大树的过程与一个人的成长过程有些相似，一些树木的主干上会留有疤痕或节孔，这与一个人成长历程中所遭遇的创伤经验十分相像。因此，我们可以通过一棵树木的图画看出创作者的某些人格特征，如果我们想要了解自己的内心世界或人格特征，可以在一张白纸上画出树木。这在心理学上被称为“树木人格测量法”。

树木人格测量法由德国人柯赫提出，并在 1962 年第五次国际儿童精神医学学术讨论会上被认可是一种科学有效的治疗方式，被正式批准应用于临床心理治疗实践中。

小可是一名五年级的小学生，在树木人格图中他画了一棵十分特别的树木。他的树木有着非常粗壮的主干，这说明小可通常是一个自信、积极、主动的孩子，但也说明他的心理状态是比较紧张的。小可给树木的主干加上了疤痕，这说明小可在小时候可能受到过某些创伤，不过小可对治疗师的这种猜测进行了否认，他表示：“我上幼儿园的时候，老师教给我们画树木，她告诉我们每棵树都有年轮，这些只不过是年轮而已。”

小可的树木人格图还有一个显著的特点就是树木的果实，树上结着人民币的果实。小可告诉治疗师：“我家的经济条件不如其他同学，而且我爸爸妈妈赚钱很辛苦，所以我很喜欢钱。我希望自己可以快快长大，这样就可以赚很多的钱。我赚了钱之后要给爸爸妈妈买房子、买汽车。”

治疗师在对来访者的树木人格图进行分析的时候会从整体上进行把握。如果来访者的树木只占据了整张白纸很小的一部分，也就是说，他的树木画得很小，说明他往往是一个比较内向、懦弱的人，在面对现实生活中的困难时通常会抱着消极的态度。

此外，治疗师还会观察树的整体倾向。当树木朝着左边倾斜时，说明创作者通常是一个能够坚持自我的人，不会受到环境的影响，但也有些固执，很难对他人产生信任。如果树木朝着右边倾斜，说明此人有时很容易受到他人的影响，能够听取他人的意见，同时具有意志力不坚定的特点。

一棵树木由树干、树冠（树枝）、树根、果实等组成。不同的部分具有不同的象征意义。

树干的形状反映了来访者生命的能量，而树干的粗细程度反映了人们的生命力。如果来访者画的树干比较细，那么说明他的生命力往往比较微弱，在其成长的过程中缺乏外界的支持，而自身又没有什么能量。如果来访者画的树干十分粗壮，则说明他拥有旺盛的生命力。此外，还有一种树干比较常见，那就是越往上越细，到最后收结为一个点，这种树木图通常会出现在老年人的作品中，是一种正常的现象，代表着生命力的衰竭。

在现实生活中，树木的树干上往往会有各种各样的疤痕，尤其是年龄大的树木树干上的这种疤痕尤其常见，这说明树木受到过各种各样的创伤。如果来访者画的树干上有疤痕存在，说明在他的人生历程中经历过创伤性事件。治疗师根据树木上疤痕的位置可以推断出来访者创伤性事件的发生阶段，如位于树干下方的疤痕代表着来访者的创伤性事件发生在他年龄比较小的时候。

在有些儿童的画中也有树干出现疤痕的现象，这个时候治疗师在分析时都会谨慎对待，以儿童自己的解释为主。很有可能这只是儿童的一种模仿行为，他曾经看到过类似的画法，并不具有什么象征意义。

其实，来访者画的树干上的疤痕是一种很正常的现象，因为人在成长的过程中受到伤害是很正常的，但是来访者对疤痕的态度非常重要。例如，有的来访者即使在树干上画出了许多深刻的疤痕，但是他的树木依然枝繁叶茂，这就说明那些疤痕虽然给他带来了巨大的创伤，但是并不影响他继续成长，因为他拥有强大的生命力。

如果来访者画的树干是直线型的，对成年人来说代表着他是一个具有创造性的人，但是在面对困难时比较容易采取逃避的态度。对儿童来说，则说明他的适应能力比较差。有些来访者还会画出被风吹歪的树木，这说明他在现实生活中可能遇到了巨大的压力。极个别来访者画的树木人格图中树木是没有树干的，这说明来访者通常正处于十分低落的情绪状态中，甚至有可能会出现自杀的倾向。

树冠（树枝）也是树木的重要组成部分。作品中出现较大的树冠象征着来访者强烈的成就动机，他也许是一个有雄心壮志的人。作品中出现较小的树冠象征着来访者的退化。较小的树冠还经常出现在儿童的绘画作品中，象征着该儿童可能有发展的障碍。

有些来访者在画完树冠的时候，还会在树干上画出一根单独生长出来的树枝，这说明来访者在其成长的过程中可能遭遇了较大的刺激或受到了限制，也说明了他现在冲动的心理状态。如果来访者表示这根单独的树枝是新生的树枝，则象征着新的发展方向。

不少来访者在画树木的时候不喜欢画冠型的树木，他们喜欢画树枝。如果树枝的方向是向上的，象征着他们积极的成长态度。如果树枝是朝下的，如柳树，则象征着能量的流失。

既然来访者决定画树枝，那么树叶是必不可少的，当然也有来访者不画树叶，整棵树像冬天的树木一样光秃秃的。树叶象征着来访者的生命力，如果没有树叶，说明来访者也许是一个没有活力的人。枝繁叶茂的树木象征着生机勃勃的生命力，稀疏的树叶象征着生命力不足、活力不够。现实生活中，秋天的树叶会掉落，代表着叶落归根。在图画中掉落的树叶也有类似的意义，象征着来访者对父母养育之恩的感激之情，同时说明来访者对父母、家庭的依赖。如果来访者表示他会收集起这些掉落的树叶，则说明他希望自己能从父母那里感受到温暖。如果来访者要烧掉掉落的树叶，则说明他对父母的一些做法感到不满，他的情绪是非常愤怒的。

如果来访者画的树枝有些是被砍断的，说明他遇到过比较严重的创伤。有的来访者会在被砍断的树枝旁边画上一些新发芽的小树枝，这说明创伤体验往往被来访者消化了，他已经从创伤中走了出来。

极个别来访者在画树木的时候，只画出树干，没有树冠也没有树枝，就好像一个树墩一样，这象征着来访者的情绪状态也许正处于焦虑不安之中，他可能在现实生活中遭遇了一定的伤害，甚至会伤心过度而无法与周围的人进行沟通。

树根也是树木的重要组成部分，但是经常看不见，被深埋在地下。树根是树木养分的供给部位，象征着过去的成长和最初的成长。

如果来访者的树根暴露在画面中，说明他通常是一个心态不成熟的人，自信心也不强，他在关注过去，或许是希望能从过去的经验中找到解决目前困难的办法。他的内心非常烦乱，希望能变得有条理起来。

如果来访者画出了枯萎的树根，则说明他对自己早期的成长历程比较沮丧，同时也说明了其情感的枯竭。这种暴露的树根通常都是来访者故意画出来的，他会在作品中画出一条水平线，这条水平线就是地面的象征，水平线以上是地上，水平线以下是地下。还有一种暴露的树根是把树根暴露在地面上，比较常见的有三种情况。第一种是树根朝着左边膨胀，第二种是树根朝着右边膨胀，第三种是树根左右都膨胀。树根朝着左边膨胀象征着来访者往往正在压抑某种情感。树根朝着右边膨胀象征着安全感的缺失，来访者也许很难信任他人。左右都膨胀则象征着来访者当时面临着极大的压力。对儿童来说，左右膨胀的树根说明该儿童在学习的过程中也许遇到了困难。有些智力有缺陷的人也容易画出这种左右都膨胀的树根。

果实也是在树木人格图中经常出现的形象，象征着来访者的成就或目标。有些来访者画的树木人格图中没有果实的存在，这说明来访者或许是一个比较随意的人，没有什么目标，对自己也没有什么要求。也可能来访者正处于比较迷茫的时期，目前还没有给自己确立目标。

治疗师在解读来访者的果实时，一般会从果实的多少、大小进行分析。来访者在画果实的过程中，关于果实的数量都是随手画的，这看起来好像是一种随机的行为，但是具有一定的象征意义。

把果实的大小和数量联系在一起，通常会有以下几种情况：大而多的果实，大而少的果实，小而多的果实，小而少的果实。

大而多的果实象征着来访者或许有很多需要实现的目标，他对这些目标的实现非常有信心。但是这些目标大且多，所以来访者在实现的过程中往往会感到茫然，不知道自己最想要的到底是什么，不知道该从哪个目标下手比较好，因此无法有效地分配自己的时间和精力。

大而少的果实说明来访者的状态比较好，他通常有着明确的目标，能够合理地安排自己的时间去实现这些目标，因为他知道自己真正的需求。

小而多的果实说明来访者的目标虽然不大，但是有很多，他也许无法确定自己真正的需求。与大而多的果实的不同之处就在于该来访者或许缺乏实现目标的信心。

小而少的果实说明来访者对自己的评价往往很低，自信心脆弱，来访者不相信自己能够做出让自己有成就感或是让其他人刮目相看的事情来。

有些来访者还会画出掉落的果实，这说明在来访者成长的过程中曾经遭遇一些具有创伤性的事件，这种伤害可能是针对心理的，也可能是针对身体的，甚至是身心备受煎熬的伤害。这些伤害给来访者带来了严重的影响，不仅改变了来访者的原有成长轨迹，还有可能改变来访者的价值观、人生观和世界观。治疗师在分析果实掉落的现象时，应该让来访者自己说明果实掉落的原因，到底是被风吹落的，还是被人摘掉的，这分别代表着不同的伤害。如果是被风吹落的，说明这种伤害是无法控制的，如自然灾害所带来的伤害。如果是被人摘掉的，则说明这种伤害是人为的，是可以避免的，如遭遇来自成年人暴力伤害的儿童。

既然果实已经从树上脱落，那么会出现一定程度的腐烂。如果来访者表示果实虽然有腐烂，但是依然可以食用，这说明虽然某种伤害给来访者带来了不少痛苦体验，但是来访者的心理自愈力能够使伤害渐渐变成过去式。如果来访者表示果实已经烂透了，这说明来访者还没有从过去的伤害中走出来，甚至可能出现自暴自弃的心理。

图书在版编目 (CIP) 数据

心理学入门 . 4，趣味盎然的沙盘游戏 / 李娟娟著 .—北京：中国法制出版社，2019.8

ISBN 978-7-5216-0296-8

Ⅰ . ①心…　Ⅱ . ①李…　Ⅲ . ①心身疾病 – 精神疗法 – 通俗读物　Ⅳ . ① B84–49 ② R749.920.5–49

中国版本图书馆 CIP 数据核字（2019）第 120891 号

责任编辑：陈晓冉（chenxiaoran2003@126.com）　　封面设计：汪要军

心理学入门 . 4，趣味盎然的沙盘游戏

XINLIXUE RUMEN. 4，QUWEI ANGRAN DE SHAPAN YOUXI

著者 / 李娟娟

经销 / 新华书店

印刷 / 河北鑫兆源印刷有限公司

开本 / 710 毫米 ×1000 毫米　16 开　　印张 / 12.25　字数 / 156 千

版次 / 2019 年 8 月第 1 版　　2019 年 8 月第 1 次印刷

中国法制出版社出版

书号 ISBN 978-7-5216-0296-8　　定价：39.80 元

北京西单横二条 2 号　邮政编码 100031　　传真：010-66031119

网址：http://www.zgfzs.com　　**编辑部电话：010-66071900**

市场营销部电话：010-66033393　　**邮购部电话：010-66033288**

（如有印装质量问题，请与本社印务部联系调换。电话：010-66032926）